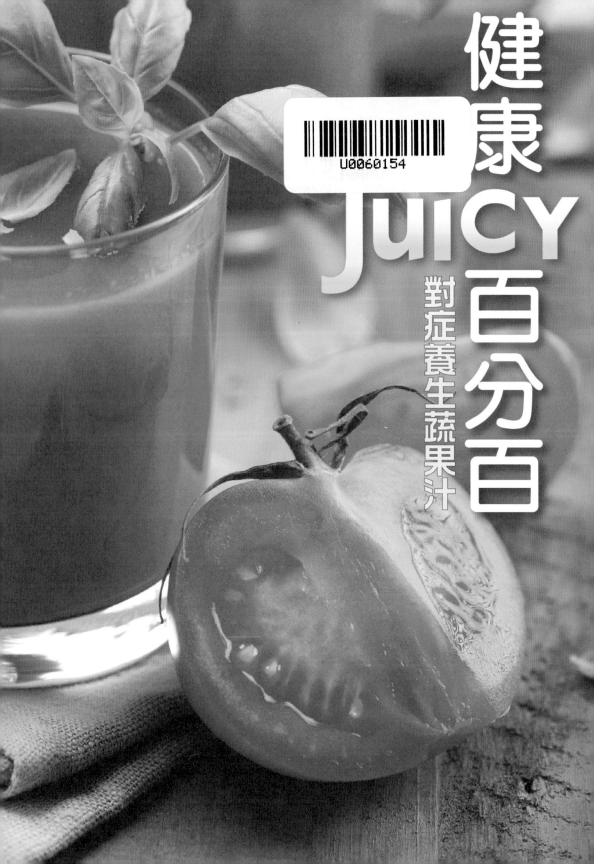

健康

JUICY

百分百

對症養生蔬果汁

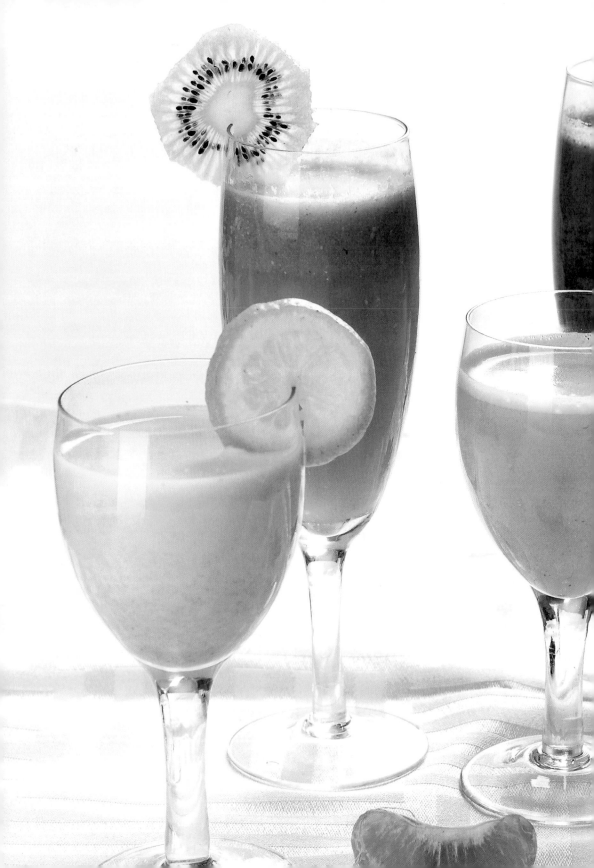

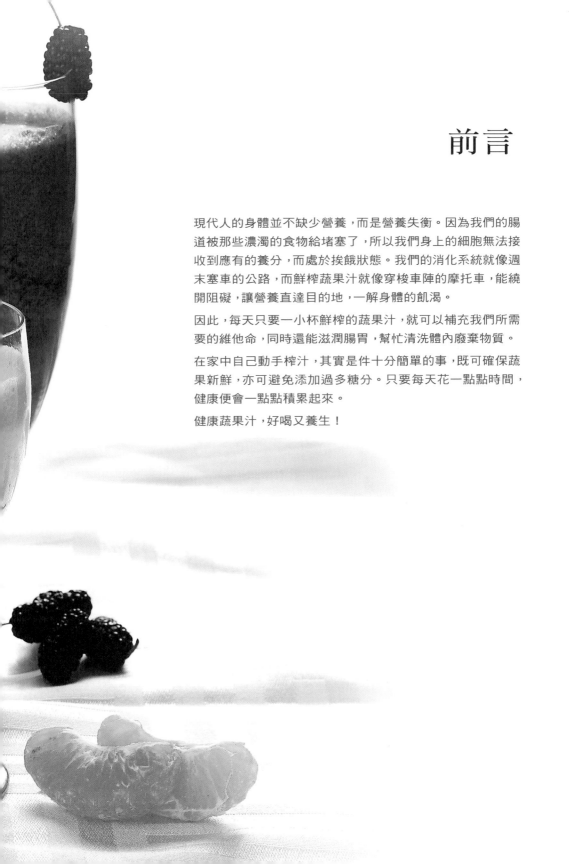

前言

現代人的身體並不缺少營養，而是營養失衡。因為我們的腸道被那些濃濁的食物給堵塞了，所以我們身上的細胞無法接收到應有的養分，而處於挨餓狀態。我們的消化系統就像週末塞車的公路，而鮮榨蔬果汁就像穿梭車陣的摩托車，能繞開阻礙，讓營養直達目的地，一解身體的飢渴。

因此，每天只要一小杯鮮榨的蔬果汁，就可以補充我們所需要的維他命，同時還能滋潤腸胃，幫忙清洗體內廢棄物質。

在家中自己動手榨汁，其實是件十分簡單的事，既可確保蔬果新鮮，亦可避免添加過多糖分。只要每天花一點點時間，健康便會一點點積累起來。

健康蔬果汁，好喝又養生！

常見蔬果的功效

奇異果

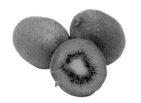

性寒味甘酸，富含膳食纖維，能潤腸通便、排除毒素、降低膽固醇、改善尿路結石；還富含維他命 C，有抗衰老的作用。

奇異果柳丁檸檬汁（第 34 頁）
潤澤肌膚，亮麗容顏。

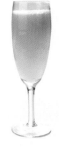

| 1 | 2 | 3 | 4 | 5 | 6 | 7 | 8 | 9 | 10 | 11 | 12 |

西瓜

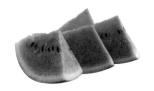

性寒味甘，富含人體所需的水分、碳水化合物、維他命 C 及鈣、磷、鐵等礦物質，能清熱解暑、除煩止渴、利尿通便，還能增加皮膚彈性，減少皺紋，增添光澤。

鳳梨西瓜汁（第 45 頁）
幫助消化，促進食慾。

| 1 | 2 | 3 | 4 | 5 | 6 | 7 | 8 | 9 | 10 | 11 | 12 |

木瓜

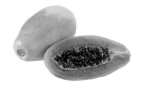

性溫味酸，含有 β - 胡蘿蔔素，能延緩衰老。木瓜中的果膠有助於排出體內廢物，有瘦身作用。木瓜還具有消食、驅蟲、軟化血管、抗菌消炎、美容豐胸、抗癌防癌的功效。

木瓜汁（第 126 頁）
美肌豐胸，降脂減肥。

| 1 | 2 | 3 | 4 | 5 | 6 | 7 | 8 | 9 | 10 | 11 | 12 |

香蕉

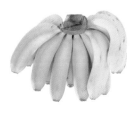

性寒味甘，含有大量果膠，可以幫助腸胃蠕動，促進排便，吸附腸道內毒素，美容養顏。香蕉還富含鉀，可以抑制血壓升高。另外 香蕉含有色氨酸能安神、抗抑鬱。

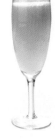

香蕉蘋果葡萄汁（第 29 頁）
健腦益智，消除疲勞。

| 1 | 2 | 3 | 4 | 5 | 6 | 7 | 8 | 9 | 10 | 11 | 12 |

蘋果

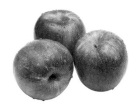

性平味酸甘,具有生津潤肺、清熱化痰、補中益氣的功效。蘋果富含鋅,可增強兒童智力;所含膳食纖維和果膠能清除體內毒素,清除牙齒間的汙垢;富含維他命 C,有助於去斑,保持皮膚細嫩紅潤。

芹菜蘋果汁(第 74 頁)
瘦身減脂。

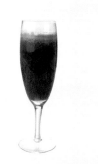

| 1 | 2 | 3 | 4 | 5 | 6 | 7 | 8 | 9 | 10 | 11 | 12 |

鳳梨

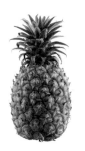

性平味甘微酸,具有清熱解渴、消食止瀉、消腫去濕、滋養肌膚的作用。鳳梨蛋白酶能增進食慾,對神經和腸胃疾病有一定的輔助食療作用。鳳梨能有效溶解脂肪,是減肥者的理想水果。

紅蘿蔔鳳梨汁(第 27 頁)
淡化面部黑斑,美白提亮。

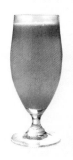

| 1 | 2 | 3 | 4 | 5 | 6 | 7 | 8 | 9 | 10 | 11 | 12 |

葡萄

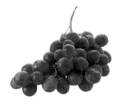

性平味甘酸,富含碳水化合物、有機酸、礦物質、多種維他命及多種有益人體的活性物質,具有補氣血、強筋骨、利小便的功效。

葡萄檸檬汁(第 69 頁)
助消化,增食慾。

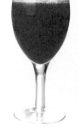

| 1 | 2 | 3 | 4 | 5 | 6 | 7 | 8 | 9 | 10 | 11 | 12 |

柳丁

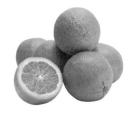

性涼味酸,具有行氣化痰、健脾溫胃、助消化、增食慾等功效。柳丁含有豐富的維他命 C、鈣、磷、鉀等,被稱為「療疾佳果」,是極具營養價值的水果。

紅蘿蔔橙汁(第 46 頁)
開胃消食。

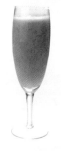

| 1 | 2 | 3 | 4 | 5 | 6 | 7 | 8 | 9 | 10 | 11 | 12 |

橘子

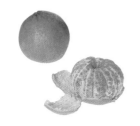

性溫味甘酸，具有開胃理氣、去痰、抗炎、降壓降脂等功效。橘子富含維他命C和檸檬酸，具有美容和消除疲勞的作用。橘皮苷可降血壓，預防冠心病和動脈硬化。

蘆薈香瓜橘子汁（第27頁）
美容護膚。

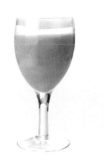

| 1 | 2 | 3 | 4 | 5 | 6 | 7 | 8 | 9 | 10 | 11 | 12 |

草莓

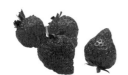

性涼味甘酸，有潤肺生津、解熱消暑、健脾利尿等功效。草莓含有豐富的維他命、碳水化合物和礦物質，能促進兒童生長發育。草莓的維他命C含量相當高，能維護牙齒、骨骼、血管及肌肉的正常功能。

草莓優酪乳（第40頁）
健腸胃，調節人體代謝。

| 1 | 2 | 3 | 4 | 5 | 6 | 7 | 8 | 9 | 10 | 11 | 12 |

李子

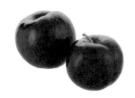

性微溫味甘酸微苦，具有清熱、生津解渴、消食開胃、止咳去痰、利水消腫、消除疲勞的作用。李子的核仁中含苦杏仁苷和大量的脂肪油，有利水降壓作用，並可加快腸道蠕動，促進乾燥的大便排出。

無花果李子汁（第57頁）
促進腸胃蠕動。

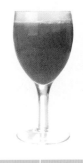

| 1 | 2 | 3 | 4 | 5 | 6 | 7 | 8 | 9 | 10 | 11 | 12 |

檸檬

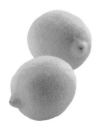

性平味甘酸，具有止咳化痰、生津、健脾、清熱、殺菌及開胃的功效。檸檬所含的檸檬酸，有助於減淡黑斑和雀斑，有美白肌膚的作用。

番茄檸檬汁（第70頁）
美白去斑，瘦身。

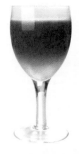

| 1 | 2 | 3 | 4 | 5 | 6 | 7 | 8 | 9 | 10 | 11 | 12 |

酪梨

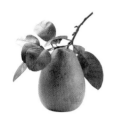

性平味甘酸，具有美容養顏、抗老化的功效。酪梨富含多種維他命、礦物質及食用植物纖維與不飽和脂肪酸，有降低膽固醇和血脂、保護心血管和肝臟系統等重要功效。

酪梨牛奶（第129頁）
去除黑斑，美白肌膚。

| 1 | 2 | 3 | 4 | 5 | 6 | 7 | 8 | 9 | 10 | 11 | 12 |

櫻桃

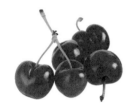

性溫味甘酸，具有止渴生津、調中養顏、健脾開胃的作用。櫻桃富含胡蘿蔔素、維他命C、蛋白質、磷、鈣、鐵，能除毒素，幫助腎臟排毒，抗癌防癌。常用櫻桃汁塗臉，能使皮膚紅潤嫩白，去皺消斑。

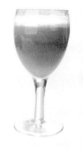

櫻桃汁（第81頁）
紅潤皮膚，可消除皮膚暗瘡疤痕。

| 1 | 2 | 3 | 4 | 5 | 6 | 7 | 8 | 9 | 10 | 11 | 12 |

香瓜

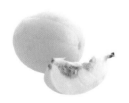

性寒味甘，具有清熱解暑、除煩止渴、利尿的功效。香瓜中含有轉化酶，可以將不可溶性蛋白質轉變成可溶性蛋白質，幫助腎臟病人吸收營養，對腎病患者有益。

香瓜汁（第42頁）
增強記憶力。

| 1 | 2 | 3 | 4 | 5 | 6 | 7 | 8 | 9 | 10 | 11 | 12 |

柚子

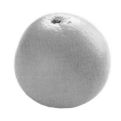

性寒味甘酸，具有健胃化食、下氣消痰、輕身悅色等功效。柚子能幫助身體吸收鈣和鐵，所含的葉酸對孕婦有預防貧血和促進胎兒發育的作用。常吃柚子還有助於預防腦中風的發生。

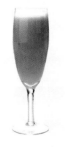

番茄柚子汁（第75頁）
低糖低熱量。

| 1 | 2 | 3 | 4 | 5 | 6 | 7 | 8 | 9 | 10 | 11 | 12 |

桑葚

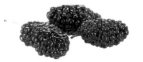

性寒味甘酸，具有補肝益腎、生津潤腸、
烏髮明目、止渴解毒、養顏等功效。桑
葚可以明目，緩解眼睛疲勞乾澀，能使
皮膚白嫩，延緩衰老。桑葚中的脂肪酶
具有分解脂肪、降低血脂、防止血管硬
化等作用。

桑葚牛奶（149頁）
滋潤、美白肌膚。

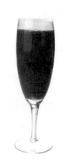

1	2	3	4	5	6	7	8	9	10	11	12

芒果

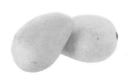

性涼味甘酸，具有清熱生津、解渴利尿、
益胃止嘔等功能。芒果中的維他命A
含量居水果之首，具有保護眼睛、明目
的作用。芒果特別適合於胃陰不足、口
渴咽乾、胃氣虛弱、嘔吐暈船等症。

芒果番茄汁（第42頁）
緩解視覺疲勞。

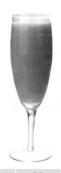

1	2	3	4	5	6	7	8	9	10	11	12

荸薺

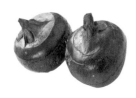

性寒味甘，有消渴去熱、溫中益氣、
清熱解毒的功效。荸薺中的磷含量是
根莖類蔬菜中較高的，能促進人體生
長發育並維持生理功能，對牙齒、骨
骼的發育有好處。

荸薺奇異果葡萄汁（第33頁）
清新口氣，堅固牙齒。

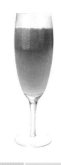

1	2	3	4	5	6	7	8	9	10	11	12

火龍果

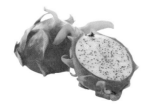

性平味甘，有預防便秘、保護眼睛、
預防貧血、降低膽固醇、美白皮膚、
防黑斑等功效。火龍果中富含植物蛋
白，能發揮解毒作用；所含的花青素
是抗氧化劑，可防止血管硬化，對抗
自由基，延緩衰老。

火龍果草莓汁（第41頁）
平緩情緒，緩解焦慮。

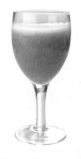

1	2	3	4	5	6	7	8	9	10	11	12

水蜜桃

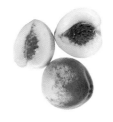

性溫味甘，肉甜汁多，含豐富鐵質，能增加人體血紅蛋白數量，還能養血美顏，增加皮膚彈性，使皮膚細嫩光滑。桃仁還有活血化淤、平喘止咳的作用。

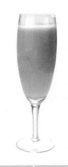

蜜桃橙汁（第103頁）
明目亮眼。

| 1 | 2 | 3 | 4 | 5 | 6 | 7 | 8 | 9 | 10 | 11 | 12 |

柿子

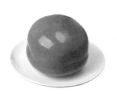

性寒味甘澀，具有清熱、潤肺、止渴、降壓的作用。柿子富含的果膠有很好的潤腸通便作用。女性適量吃些柿子，可輔助治療女性產後出血、乳房腫塊等。

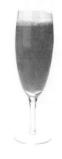

紅蘿蔔柿子柚子汁（第66頁）
提高免疫力，預防感冒。

| 1 | 2 | 3 | 4 | 5 | 6 | 7 | 8 | 9 | 10 | 11 | 12 |

楊桃

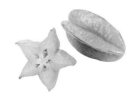

性寒味甘酸，有清熱解毒、生津、利水、助消化的作用。楊桃果汁中所含的有機酸能提高胃液酸度，有促進食物消化的作用。楊桃還有幫助消除咽喉炎症及口腔潰瘍、防治風火牙痛的作用，也是解酒佳品。

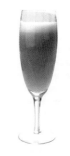

芹菜楊桃汁（第77頁）
緩解失眠，消除便秘。

| 1 | 2 | 3 | 4 | 5 | 6 | 7 | 8 | 9 | 10 | 11 | 12 |

哈密瓜

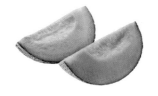

性寒味甘，具有清肺熱、止咳、療飢、利便、益氣的功效。哈密瓜富含鐵，有助改善人體造血機能，防治貧血；富含的抗氧化劑，能夠有效增強細胞抗曬的能力，減少皮膚黑色素的形成，有助於防曬。

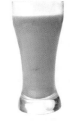

木瓜哈密瓜牛奶（第123頁）
消除水腫，補充鐵質。

| 1 | 2 | 3 | 4 | 5 | 6 | 7 | 8 | 9 | 10 | 11 | 12 |

番茄

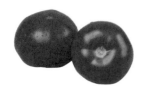

性微寒味甘酸，具有生津止渴、健胃消食、涼血平肝、清熱解毒的功效。番茄富含胡蘿蔔素和維他命 A、維他命 C，有美白、去斑的功效。

番茄紅蘿蔔汁（第26頁）
緩解眼睛疲勞。

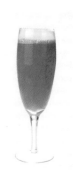

| 1 | 2 | 3 | 4 | 5 | 6 | 7 | 8 | 9 | 10 | 11 | 12 |

黃瓜

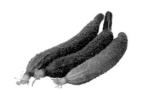

性涼味甘，能解煩渴、利水、減肥，還能預防糖尿病和心血管疾病。黃瓜中的維他命 C 可以美白皮膚，而維他命 B1 能增強記憶力。

海帶黃瓜芹菜汁（第110頁）
排毒養顏。

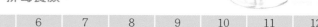

| 1 | 2 | 3 | 4 | 5 | 6 | 7 | 8 | 9 | 10 | 11 | 12 |

紅蘿蔔

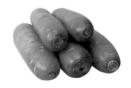

性微溫味甘辛，富含 β - 胡蘿蔔素、維他命，可滋潤皮膚、消除色素沉著、減少臉部皺紋，還能降低血糖、血壓，防治癌症。膽結石、夜盲症、眼乾燥症等患者也應多食用。

火龍果紅蘿蔔汁（第75頁）
淡化斑點，防止肌膚老化。

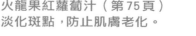

| 1 | 2 | 3 | 4 | 5 | 6 | 7 | 8 | 9 | 10 | 11 | 12 |

白蘿蔔

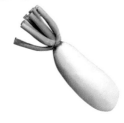

性涼味甘辛，含有維他命 C、鈣、蛋白質 多種氨基酸等。具有通氣導滯、寬胸舒膈、健胃消食、止咳化痰、除燥生津、解毒散淤、利尿止渴、消脂減肥的功效。

白蘿蔔包心菜汁（第93頁）
疏肝解鬱，預防乳腺疾病。

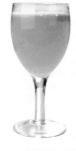

| 1 | 2 | 3 | 4 | 5 | 6 | 7 | 8 | 9 | 10 | 11 | 12 |

芹菜

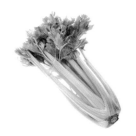

味甘性涼,富含礦物質、維他命和膳食纖維,能增進食慾、降低血壓、健腦和清腸利便,還可改善膚色,使頭髮黑亮。芹菜富含鐵,能補充婦女經血的損失;富含鈣、磷,可增強骨骼。

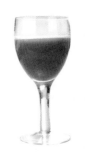

芹菜檸檬汁(第116頁)
清熱解暑、排除體內毒素。

1	2	3	4	5	6	7	8	9	10	11	12

白菜

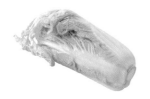

性微寒味甘,有清熱除煩、養胃生津、通利腸胃、解毒的功效,也可防治感冒和發熱咳嗽。白菜富含維他命,可以發揮護膚養顏的效果;富含的膳食纖維能刺激胃腸蠕動,清除體內毒素,有助於緩解便秘。

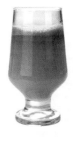

蘋果白菜檸檬汁(第169頁)
補充水分,促進排便。

1	2	3	4	5	6	7	8	9	10	11	12

包心菜

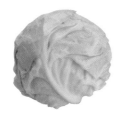

性平味甘,具有健胃益腎、通絡壯骨、填補腦髓的功效。包心菜所含的果膠和維他命,能清除人體過多的脂肪,有很好的減肥作用。包心菜還富含葉酸,孕婦、貧血患者應多吃包心菜,它也是天然的美容品。

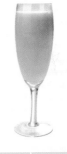

百合包心菜蜜飲(第32頁)
防癌、排毒。

1	2	3	4	5	6	7	8	9	10	11	12

紫甘藍

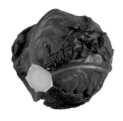

性涼味甘,富含維他命C、維他命E與維他命A,有助於細胞更新,增強活力。紫甘藍含有大量膳食纖維,能促進腸道蠕動,降低膽固醇;所含的鐵元素有助於燃燒身體脂肪,有利於減肥。

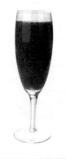

紫甘藍芭樂汁(第63頁)
提高免疫力,美容瘦身。

1	2	3	4	5	6	7	8	9	10	11	12

苦瓜

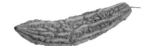

性寒味苦,具有清熱袪暑、明目解毒、利尿涼血的功效。苦瓜富含膳食纖維和果膠,可加速膽固醇在腸道內的代謝;所含脂蛋白類成分,有抗癌、抗病毒的作用;苦瓜素能降低體內的脂肪和多醣。

鳳梨苦瓜汁（第68頁）
促進消化,消除胃脹。

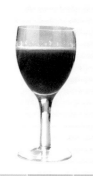

| 1 | 2 | 3 | 4 | 5 | 6 | 7 | 8 | 9 | 10 | 11 | 12 |

山藥

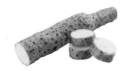

性平味甘,具有固腎益精、聰耳明目、強筋骨、延年益壽、改善產後少乳的功效。山藥含有黏液蛋白,有降低血糖的作用;還含有澱粉酶、多酚氧化酶等物質,有利於脾胃消化吸收。

百合山藥汁（第48頁）
改善小兒盜汗。

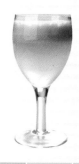

| 1 | 2 | 3 | 4 | 5 | 6 | 7 | 8 | 9 | 10 | 11 | 12 |

蘆薈

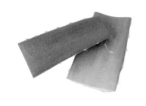

性寒味苦,清肝熱,明目清心,潤腸通便,抗菌,修復組織損傷。蘆薈多醣和維他命對人體的皮膚有滋潤、增白、去皺、去斑作用,對消除粉刺也有很好的效果。

蘆薈西瓜汁（第59頁）
利尿降火。

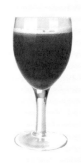

| 1 | 2 | 3 | 4 | 5 | 6 | 7 | 8 | 9 | 10 | 11 | 12 |

菠菜

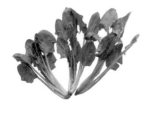

性涼味甘,能養血、止血、斂陰、潤燥。菠菜富含鐵,常吃令人面色紅潤;葉酸含量高,有益精神健康。菠菜中所含的微量元素,能促進人體新陳代謝,降低中風的發病率。

菠菜香蕉牛奶（第61頁）
提高免疫力,防止衰老。

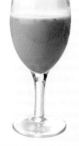

| 1 | 2 | 3 | 4 | 5 | 6 | 7 | 8 | 9 | 10 | 11 | 12 |

甜椒

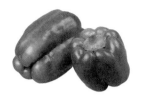

性平味甘，含有蛋白質、鈣、鐵、磷及豐富的維他命 C、維他命 B 群、胡蘿蔔素，有抗氧化的作用，可預防白內障、冠心病和癌症。

蘋果甜椒蓮藕汁（第 65 頁）
增強人體免疫力。

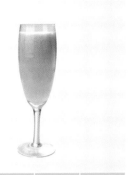

| 1 | 2 | 3 | 4 | 5 | 6 | 7 | 8 | 9 | 10 | 11 | 12 |

蓮藕

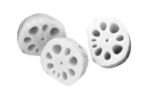

性寒味甘，具有消淤清熱、解渴生津、益氣醒酒、止血健胃、抗衰老的功效。蓮藕富含鐵、維他命 C 和膳食纖維，女性常吃可逐漸減輕月經不調、白帶過多等症狀。

馬鈴薯蓮藕汁（第 111 頁）
清除體內毒素。

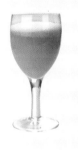

| 1 | 2 | 3 | 4 | 5 | 6 | 7 | 8 | 9 | 10 | 11 | 12 |

玉米

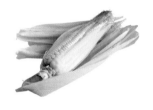

性平味甘，富含膳食纖維，能輔助防治便秘、腸炎。玉米中的葉黃素和玉米黃素是強力抗氧化劑，能保護眼睛，預防白內障。玉米胚尖所含的營養物質能抑制、延緩皺紋產生，使皮膚細嫩光滑。

百合包心菜蜜飲（第 32 頁）
防癌、排毒。

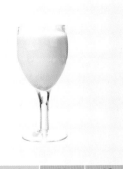

| 1 | 2 | 3 | 4 | 5 | 6 | 7 | 8 | 9 | 10 | 11 | 12 |

南瓜

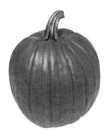

性溫味甘，補中益氣、潤肺化痰、消炎止痛、解毒殺蟲、助消化。南瓜中含有豐富的鈷，能促進造血功能，對糖尿病防治有一定療效。含有的 β - 胡蘿蔔素有增強視力、防止感冒、改善膚質的功效。

南瓜芝麻牛奶（第 107 頁）
適合產後飲用，能補充體力。

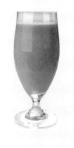

| 1 | 2 | 3 | 4 | 5 | 6 | 7 | 8 | 9 | 10 | 11 | 12 |

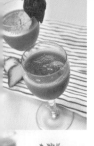
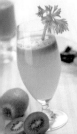
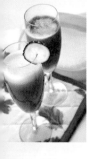
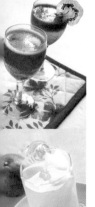
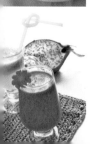

目錄

 ## 第一章　不同人群，喝不一樣的蔬果汁

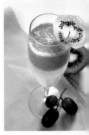

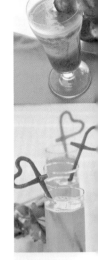

 # 第二章　對症健康蔬果汁

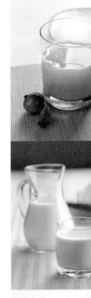

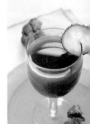

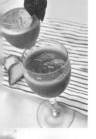
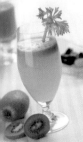
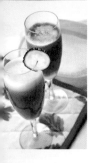
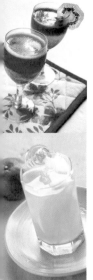
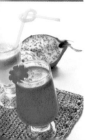

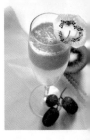

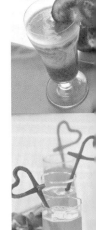

第三章 瘦身美顏蔬果汁

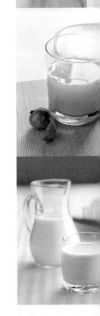

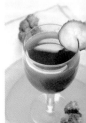

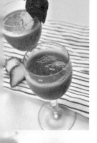
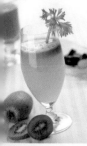
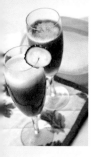
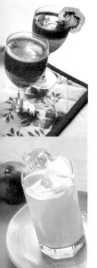
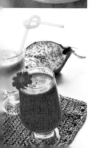

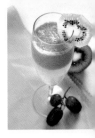

第四章 四季美味蔬果汁

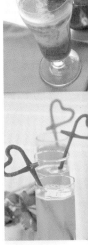
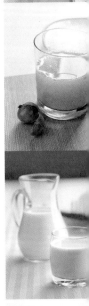
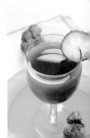

蔬果汁製作小技巧

　　榨汁機的榨汁原理其實很簡單,只需要在榨汁機中放置濾網,把材料放入濾網中,利用高速旋轉的刀片將材料切碎,並利用離心力將渣滓和蔬果汁分開。

　　如果想要一杯黏稠型的蔬果汁,只需取掉濾網,發揮榨汁機的攪拌功能,把所有的纖維素都留在蔬果汁中就可以啦。

◆榨汁步驟

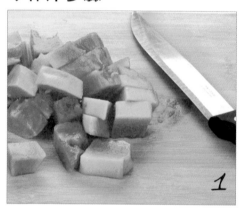

將需要榨汁的蔬果洗淨,切成 2 公分見方的小塊,去除不能食用的部分,果皮以及果核等。

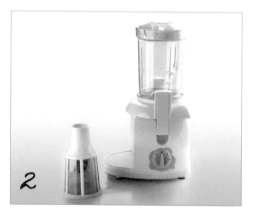

榨汁機內置濾網,蓋上蓋子,將榨汁機頂部的蓋子(一般同時具有量杯功能)拿開,向榨汁機中添加切好的蔬果。

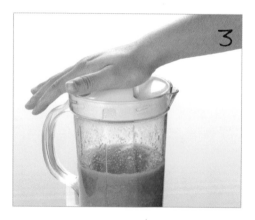

用填料棒或筷子把材料稍微向下按壓,加適量白開水或涼開水,榨汁。

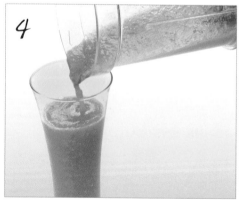

將榨出的果汁倒入杯子裡,加檸檬汁、蜂蜜等調味。

◆榨汁小技巧

巧用檸檬

一般蔬果均可自由搭配，但有些蔬果中含有一種會破壞維他命 C 的酶，如紅蘿蔔、南瓜、小黃瓜、香瓜與其他蔬果搭配，會破壞其他蔬果的維他命 C。但這種酶易受熱、酸的破壞，所以在自製蔬果汁時，加入像檸檬這類較酸的水果，可使維他命 C 免遭破壞。

用自然的甜味劑

有些人喜歡加糖來增加蔬果汁的口感，但糖分解時會增加維他命 B 群的損失及鈣、鎂的流失，降低營養成分。如果打出來的蔬果汁口感不佳，可以多利用香甜味較重的水果，如香瓜、鳳梨作為搭配，或是酌量加蜂蜜。

現榨現喝

水果和蔬菜中的維他命 C 極容易被空氣破壞，因此蔬果汁榨好後應立即飲用，最好在 20 分鐘內飲完。但要注意，不是像灌汽水那樣一氣灌下去，而是要細品慢酌，享用美味的同時，更易讓身體完全吸收。

只加熱到37℃

蔬果汁若是用來治療感冒、發冷、解酒或者冬天飲用的話，最好加熱。加熱有 2 種辦法，一是榨汁時往榨汁機中加溫水，榨出來的就是溫熱的果汁，二是將裝蔬果汁的玻璃杯放在溫水中加熱到 37℃ 左右，這樣既保證營養不流失，還能被身體接受。

千萬不要用微波爐加熱，那樣會嚴重破壞蔬果汁的營養成分。

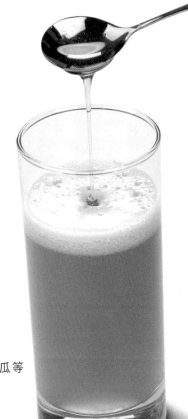

適當加點蜂蜜，可調節如苦瓜等蔬果汁的口感。

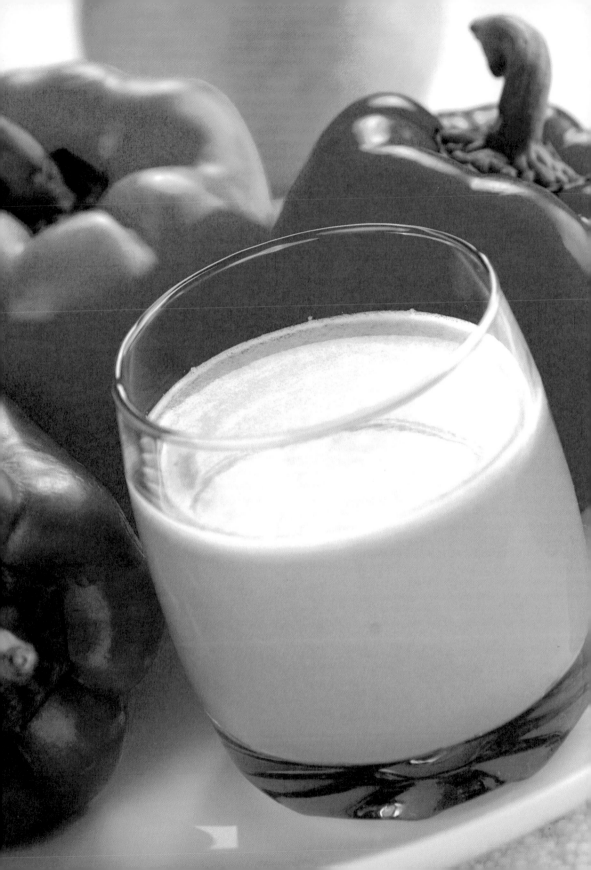

第一章

不同人群，
喝不一樣的蔬果汁

不同人群吃不同食物，當然也喝不一樣
的蔬果汁。

上班族應喝抗疲勞、防輻射的蔬果汁；
老年人要喝增強抵抗力的蔬果汁；兒童
要喝營養豐富、促進生長發育的蔬果
汁⋯⋯只有瞭解了自己的體質，選對適
合自己的蔬果汁，才能喝出健康。

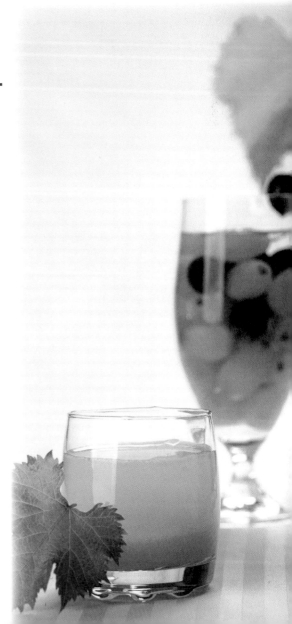

不同體質

自測體質及對應蔬果

　　如果留意身邊的人，你會發現有人愛喝水，有人不渴到受不了就不喝水；有的愛吃葷，有的愛吃素；有的人特別怕冷，有的人又特別怕熱；有的人遇事老想不開，有的人遇事哈哈一笑……這說明什麼？每個人的身體狀況是有區別的。

　　而這些區別是有規律可循的，有明顯的特徵，比如體形、臉色、舌頭的顏色、手的溫度、大小便等的不同，中醫把這些特徵歸納為「寒、熱、虛、實」。針對不同體質，就有不同的對策，如果先天體質不太好，可以通過後天的努力來加以彌補和改善。例如，改善飲食習慣，針對體質來喝蔬果汁，就能達到改變體質的目的。

　　想知道自己屬於哪種體質嗎？通過以下小的測試，找出自己所屬的體質吧！

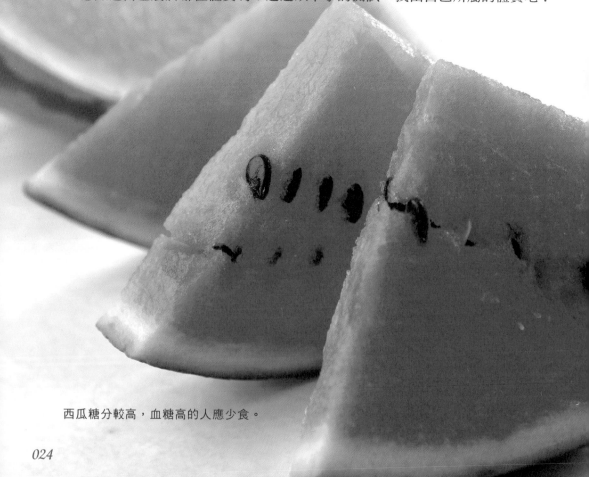

西瓜糖分較高，血糖高的人應少食。

特　徵	飲　食　建　議	適　宜　蔬　果
寒性體質 □四肢易寒冷 □喜歡喝熱飲 □畏寒怕冷 □常臉色蒼白，沒有血色 □容易腹瀉，大便稀 □女性月經期經常推 遲，多有血塊	應吃溫、熱性的蔬果，因為溫、熱性食物，多能溫中、散寒和助陽，適合體質虛寒者進食。	櫻桃、水蜜桃、芭樂、金桔、紅棗、荔枝，蔥、薑、大蒜、辣椒、韭菜、香菜。
熱性體質 □四肢溫熱 □喜歡喝冷飲 □情緒不穩定，喜歡發脾氣 □小便少，且顏色深黃 □容易上火，易便秘 □女性月經週期提前	應食用寒、涼性食物，因為寒、涼食物多有清熱瀉火、解毒養陰之功，適合體質偏熱者食用。	西瓜、梨、橘子、柿子、甘蔗，竹筍、苦瓜、黃瓜、芹菜、豆芽、白菜、白蘿蔔、菠菜、蓮藕、蘆薈。
虛性體質 □手心經常微熱潮濕 □容易冒冷汗 □大便稀，尿頻、色淡 □容易腹瀉、嘔吐 □睡眠淺，容易失眠 □抵抗力差，易感冒 □四肢常鬆軟無力 □說話聲音小、無力	虛性體質的人應選擇補性食物，可增進體力，恢復元氣。	紅棗、櫻桃、荸薺、梨，山藥、蓮藕、韭菜、茴香、辣椒、金針菇。
實性體質 □說話聲音大，中氣足 □不容易出汗 □小便少，顏色偏黃 □容易大便燥結、便秘 □天冷不喜歡多穿衣服 □常覺身體各處疼痛	實性體質者應注意洩陽火，解燥熱，要多食用滋陰、清淡食品。	梨、李子、枇杷、柿子、香蕉、西瓜、柚子、柳丁、香瓜、荸薺、楊桃、芒果、草莓、芹菜、菠菜、油菜、生菜、絲瓜、黃瓜、蘆筍、番茄、苦瓜、蓮藕。

櫻桃性溫，上火咳嗽時，
不要食用果實或果汁

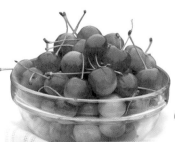

上班族

　　現在的城市生活節奏一天比一天快，而隨著生活節奏的改變，我們那些傳統的生活習慣也在不斷變化，很多上班族忽略了自身的健康，常常熬夜、作息不規律，應酬、在外用餐，每天面對電腦等，長此以往，給身體健康帶來安全隱患。本節針對上班族的不同生活型態來搭配不同的蔬果汁，為健康加分。

☑ 長時間使用電腦一族

　　「電腦一族」每天都要面對電腦，久視與電腦輻射容易導致眼睛易發乾、疼痛、流淚，皮膚易粗糙、長痘痘、長皺紋；久坐不運動，易導致肥胖、便秘等。針對這類問題，建議多休息，適當運動，多吃富含維他命的蔬果，飲用蔬果汁也是不錯的選擇。

長時間使用電腦一族所需營養素

營養素	功效	蔬果
維他命 C	解毒護肝，增強免疫力，預防衰老。	櫻桃、草莓、奇異果、香蕉、蘋果、荸薺、枇杷、綠花椰菜、番茄、白菜、鳳梨、香瓜。
β- 胡蘿蔔素	護眼，減少癌症的發病率。	芒果、哈密瓜、紅蘿蔔、南瓜。
維他命 B1	消除眼睛疲勞，改善怠倦。	大陸妹、油菜、菠菜。

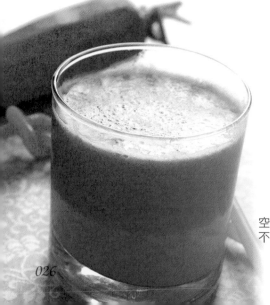

番茄紅蘿蔔汁

原料　番茄 1 顆，紅蘿蔔 2 根，蜂蜜適量。

做法　番茄、紅蘿蔔均洗淨切塊，放入榨汁機中攪拌，再加入蜂蜜即可。

功效　這款蔬果汁富含維他命 C、維他命 A 和胡蘿蔔素，可以緩解眼睛疲勞，美容護膚。

空腹吃番茄對腸胃不好，早上最好不要飲用這款蔬果汁。

紅蘿蔔鳳梨汁

原料　鳳梨 1/4 塊，紅蘿蔔半根，白開水適量。

做法　鳳梨去皮、切成小塊，用淡鹽水浸泡 10 分鐘，取出沖洗乾淨；紅蘿蔔切小塊，和鳳梨一起放入榨汁機，加入適量白開水榨汁。

功效　富含胡蘿蔔素可滋養皮膚，有助於增強視網膜的感光力。同時，豐富的維他命 C 也能淡化面部黑斑，讓肌膚更加美白瑩透。非常適合每天對著電腦的上班族。

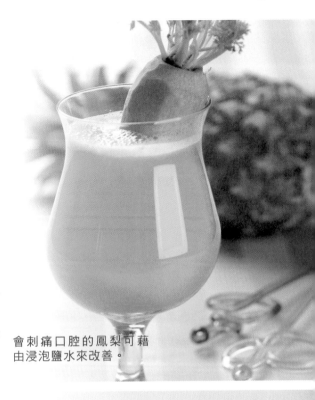

會刺痛口腔的鳳梨可藉由浸泡鹽水來改善。

蘆薈香瓜橘子汁

原料　蘆薈 1/4 片，香瓜半顆，橘子 1 顆，白開水半杯。

做法　蘆薈洗淨，去皮；香瓜洗淨，去皮、去籽；橘子去皮、去籽；分別切成小塊放入榨汁機，加入白開水榨汁。

功效　蘆薈中的多醣體是提高免疫力與美容護膚的重要成分；橘子中的維他命 C 含量豐富，有提高肝臟解毒功能的輔助作用。

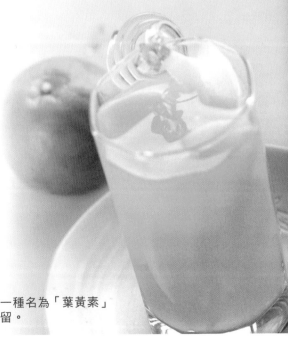

橘瓣外表的白色經絡含有一種名為「葉黃素」的胡蘿蔔素，榨汁時應保留。

☑熬夜、作息不規律一族

上班族由於工作原因，經常熬夜、作息不規律，在生理和心理方面都承受了巨大的壓力，整日超負荷運轉，長期如此，便會感到會疲憊不堪，抵抗力下降，引發多種疾病。

熬夜、作息不規律一族所需營養素

營養素	功效	蔬果
碳水化合物	提供能量，護肝解毒。	甘蔗、香瓜、西瓜、香蕉、葡萄、紅蘿蔔、紅薯。
蛋白質	補充體力。	芒果、哈密瓜。
維他命 C	增強抵抗力。	櫻桃、柿子、草莓、奇異果、綠花椰菜、甜椒、番茄、鳳梨、蘋果。
維他命 B1	消除眼睛疲勞，改善怠倦。	大陸妹、油菜、菠菜。
鈣	緩解壓力，消除焦慮。	芭樂、小白菜、茴香、芹菜。

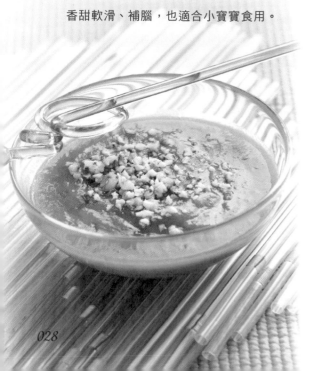

香甜軟滑、補腦，也適合小寶寶食用。

蘋果紅薯泥

原料　蘋果半顆，紅薯半個，核桃碎粒1小匙。

做法　紅薯洗淨，去皮後用微波爐烤熟，冷卻後切成小塊備用；蘋果洗淨，去皮、去核，切成小塊，與紅薯一起放入榨汁機中攪拌。最後將核桃碎粒撒在果泥上即可。

功效　能緩解神經衰弱症狀，如頭痛、頭暈、記憶力下降，失眠、怕光、怕聲音等，尤其適合上班族。

香蕉蘋果葡萄汁

原料　香蕉2根，蘋果1顆，葡萄15粒，
　　　白開水1杯。

做法　葡萄、蘋果分別洗淨，去皮、去
　　　核；香蕉去皮。將香蕉、蘋果
　　　切成2公分見方的小塊。加入
　　　白開水後，將上述原料放入榨
　　　汁機中榨汁。

功效　葡萄中的葡萄糖、有機酸、氨
　　　基酸、維他命的含量都很豐富。
　　　這款蔬果汁可補益和活化大腦
　　　神經，對消除過度疲勞和治療
　　　神經衰弱有一定效果，對女性
　　　貧血也有一定的補益作用。

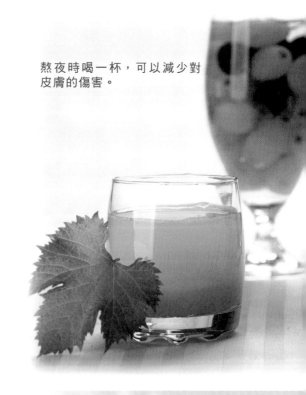

熬夜時喝一杯，可以減少對
皮膚的傷害。

鳳梨甜椒杏汁

原料　鳳梨半顆，甜椒1個，杏6個，
　　　白開水半杯。

做法　鳳梨去皮，甜椒洗淨去蒂、去
　　　籽，杏洗淨去核；鳳梨用淡鹽
　　　水浸泡10分鐘，再沖洗乾淨；
　　　上述原料分別切成小塊放入榨
　　　汁機，加入白開水榨汁。

功效　預防疲勞、感冒，對消化系統還
　　　具有很好的作用，還有瘦身功
　　　效。感覺疲勞時可以多喝這款
　　　含維他命B群豐富的蔬果汁。

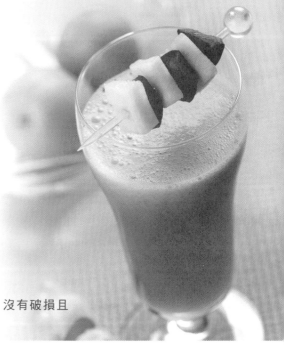

甜椒應挑選顏色鮮豔、沒有破損且
形狀飽滿的。

☑ 經常在外用餐一族

穿梭於辦公室之間、工作不定時、經常性加班，使越來越多的上班族很少在家吃飯，於是「家常便飯」成了「奢侈品」。由於在外用餐的飯菜加較多味精與鹽，長期過量食用易導致記憶力下降、大腦過早老化。且餐廳的飯菜油脂多，熱量高，蔬果攝取量少，膳食搭配不當，容易造成肥胖、內分泌失調、上火、長痘、高血壓等。針對這類問題，建議多吃新鮮蔬果，或飲用蔬果汁。

經常在外用餐一族

營養素	功效	蔬果
碳水化合物	提供能量，護肝解毒。	甘蔗、香瓜、西瓜、香蕉、葡萄、紅蘿蔔、紅薯。
膳食纖維	去油解膩，防治便秘。	香蕉、哈密瓜、鳳梨、奇異果、芹菜、大陸妹、蘋果。
維他命C	增強抵抗力。	櫻桃、柿子、草莓、奇異果、綠花椰菜、黃椒、紅椒、番茄、苦瓜、鳳梨。
鉀	降低體內所含的鈉元素。	香蕉、橘子、柳丁、山楂、水蜜桃、油菜、海帶、蘑菇、菠菜、番茄、芹菜、薺菜、黃瓜、蘋果。

奇異果芹菜汁

原料 奇異果2顆，芹菜1根，蜂蜜少許，白開水半杯。

做法 奇異果去皮，切成小塊；芹菜洗淨、取莖、折小段，備用；加半杯白開水，然後依次放入奇異果、芹菜榨汁，最後加蜂蜜調味。

功效 含膳食纖維和維他命C，可以去除油膩、防治便秘、美容纖體，還有降低膽固醇的吸收，保護血管和心臟的食療作用。

飲用這款蔬果汁後不要馬上喝牛奶，因為維他命C易與乳製品中的蛋白質凝結成塊，影響消化吸收。

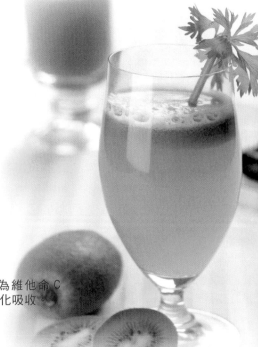

蘋果香蕉芹菜汁

原料　蘋果1顆，芹菜1/3根，香蕉1根，檸檬汁適量，白開水半杯。

做法　蘋果洗淨，去皮、去核；芹菜洗淨，留葉；香蕉去皮；將上述原料切成小塊或小段，然後放入榨汁機中加入白開水榨汁，最後滴入檸檬汁即可。

功效　芹菜、蘋果富含膳食纖維和鉀，與香蕉搭配榨汁不但可以通便排毒，還可發揮調節、降低血壓的輔助功效。

血壓偏低者要慎用這款蔬果汁。

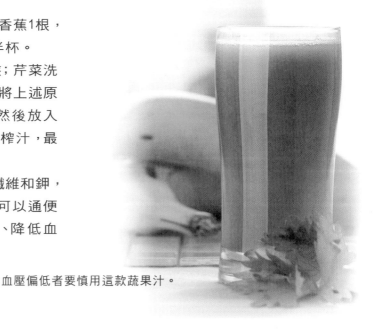

番茄鳳梨苦瓜汁

原料　番茄1顆，鳳梨1/4顆，苦瓜半條，白開水半杯。

做法　番茄洗淨，去蒂；鳳梨用鹽水浸泡10分鐘；苦瓜洗淨，去籽；將上述原料切成小塊，放入榨汁機中，加入白開水榨汁。

功效　番茄所含果酸及膳食纖維，有助消化、潤腸通便的作用，可防治便秘；苦瓜能降火清肝解毒。這款蔬果汁可以去除油膩，淡化黑色素，讓肌膚白皙亮麗。

將苦瓜的籽和白色棉絮狀果肉挖去，可減少苦味。

☑ 煙癮一族

眾所周知，吸煙有害健康，經常抽煙會影響肝臟的脂肪代謝作用，增加肝臟解毒功能的負擔；易誘發肺癌，還會使唾液中的維他命 C 轉變成對身體健康有害的物質；易引起白內障，影響視力；還易加快骨質流失等。

煙癮一族應儘量少抽煙，多吃對身體有益的食物，如紅蘿蔔、荸薺、白菜、牛奶、枇杷、杏仁等。還可常飲蔬果汁，及時補充身體所需營養素，但最好不要一邊吸煙一邊喝蔬果汁。

煙癮一族所需營養素

營養素	功效	蔬果
維他命 C	幫助鈣吸收，增強抵抗力。	櫻桃、草莓、奇異果、香蕉、蘋果、荸薺、枇杷、綠花椰菜、番茄、白菜、包心菜。
β- 胡蘿蔔素	減少癌症的發病率。	芒果、哈密瓜、紅蘿蔔、南瓜。
鐵	提高身體免疫力，增強造血功能。	葡萄、木瓜、蘋果、菠菜、薺菜、百合。
鈣	預防骨質疏鬆，緩解壓力，消除焦慮。	芭樂、小白菜、茴香、芹菜。
維他命 B1	消除眼睛疲勞，改善怠倦。	大陸妹、油菜、菠菜。

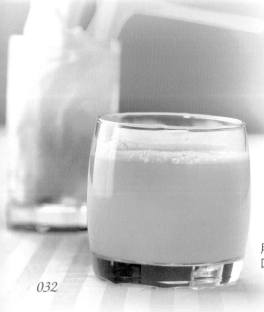

百合包心菜蜜飲

原料 鮮百合1個，包心菜葉2片，蜂蜜適量，白開水半杯。

做法 百合掰開，洗淨；包心菜洗淨，切小塊。將百合、包心菜依次放入榨汁機，加半杯白開水榨汁，然後加蜂蜜調味。

功效 百合和蜂蜜有很好的保護肺功能的輔助作用，包心菜則是防癌、排毒的強力能手。

用蜂蜜調節百合的苦味，口感更好。

荸薺奇異果葡萄汁

原料 荸薺3顆，葡萄10粒，奇異果1顆，
白開水半杯。

做法 荸薺洗淨、去皮，切小塊；葡萄
洗淨；奇異果洗淨，切成小塊。
將上述原料放入榨汁機中，加
入白開水榨汁即可。

功效 可堅固牙齒，還有清熱利尿、排
毒養顏的輔助功效。

荸薺生冷，脾腎虛寒與有血淤的人
不宜食用。

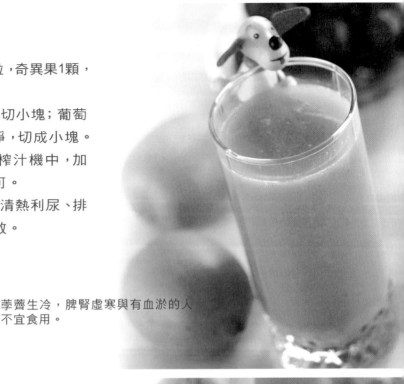

荸薺奇異果芹菜汁

原料 荸薺3顆，奇異果1顆，芹菜1根，
白開水1杯。

做法 荸薺洗淨、去皮，用淡鹽水泡
約20分鐘；奇異果洗淨、去皮，
均切成小塊；芹菜洗淨，留葉，
切碎。將上述原料放入榨汁機
中，加1杯白開水榨汁。

功效 荸薺中的磷對牙齒、骨骼的發
育非常有益。芹菜是口腔的「清
道夫」，可以對抗造成蛀牙的口
腔細菌，強化牙齒琺瑯質。這
款蔬果汁能清新口氣，堅固牙
齒，護膚排毒。

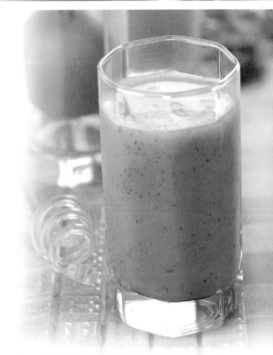

生奇異果會分解口腔黏膜蛋白質，引起不適感，
所以一定要選用熟透的奇異果榨汁。

☑ 喝咖啡成癮一族

喝咖啡是一種享受,適量喝咖啡可以緩解壓力、放鬆心情,同時也會刺激腸胃蠕動,通便、助消化。但長期過量飲用咖啡易出現缺鐵性貧血及骨質疏鬆,而且咖啡因會刺激我們的中樞神經系統,引起不安、焦慮、失眠,還易造成血壓升高。

因此,喝咖啡成癮一族每天最好不要超過三杯,可以嘗試喝蔬果汁,既能達到減壓抗疲勞的效果,還能補充人體所需營養素。

喝咖啡成癮一族所需營養素

營養素	功效	蔬果
鐵	提高身體免疫力,增強造血功能。	葡萄、木瓜、蘋果、菠菜、薺菜。
鈣	預防骨質疏鬆,緩解壓力,消除焦慮。	芭樂、小白菜、茴香、芹菜、薺菜、香菜。
維他命 B1	消除眼睛疲勞,改善怠倦。	大陸妹、油菜、菠菜。
維他命 C	幫助鈣吸收,增強抵抗力。	櫻桃、柿子、草莓、奇異果、柳丁、香蕉、蘋果、檸檬、橘子、綠花椰菜、黃椒、紅椒、番茄。

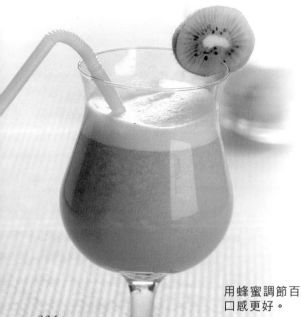

奇異果柳丁檸檬汁

原料　奇異果1顆,柳丁1顆,檸檬半顆,白開水1杯。

做法　奇異果洗淨,去皮;檸檬、柳丁均洗淨,去皮,去籽。將上述原料切成 2 公分見方的小塊,加1杯白開水攪打成汁。

功效　補充身體熬夜時流失的維他命 C,讓肌膚細胞再生,抗皺去斑,確保營養充分。

用蜂蜜調節百合的苦味,
口感更好。

奇異果蛋黃橘子汁

原料　奇異果 1 顆，熟蛋黃 1 個，橘子 1 顆，白開水半杯。

做法　奇異果洗淨，去皮，切塊；橘子洗淨，去皮去籽，切塊。將奇異果、橘子與熟蛋黃一起放入榨汁機中，加半杯白開水榨成汁。

功效　蛋黃能夠補充身體的鐵元素，奇異果和橘子所含的豐富維他命 C 能促進鐵質吸收。常飲能美白瘦身，預防缺鐵性貧血。

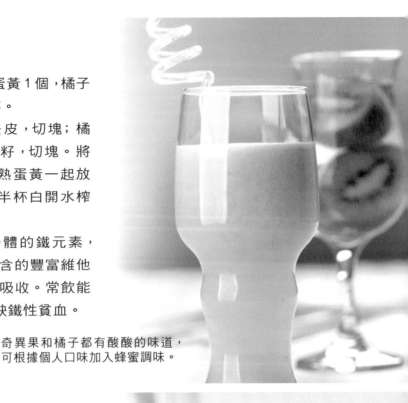

奇異果和橘子都有酸酸的味道，可根據個人口味加入蜂蜜調味。

蘋果薺菜香菜汁

原料　蘋果 1 顆，薺菜 1 棵，香菜 2 根，白開水 1 杯。

做法　蘋果洗淨，去皮、去核，切成小塊；薺菜、香菜分別洗淨，切成小段，和蘋果一起放入榨汁機，加 1 杯白開水榨汁。

功效　薺菜為高鈣蔬菜，香菜也是富含鈣的蔬菜，而蘋果中的維他命 B6 和鐵非常有助於鈣質的吸收，補鈣功效出色。

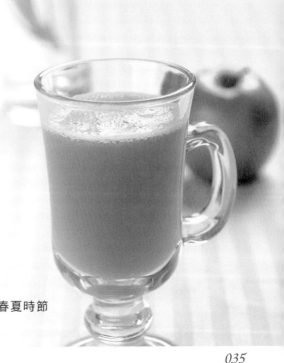

薺菜是一種含鈣高的野菜，可以在春夏時節的菜市場買到。

☑ 經常喝酒、應酬一族

因為工作，應酬很多，而喝酒必不可少。不但喝得量多，頻率快，次數也多，有時甚至深夜了還在酒桌上。長期喝酒會麻痺腦神經，導致記憶力減退，也易傷肝，導致酒精肝、脂肪肝及肝硬化。

「喝酒一族」應常食綠色蔬菜和水果，最重要的是，飲酒一定要適度，能以果酒代替更好。

經常喝酒、應酬一族所需營養素

營養素	功效	蔬果
膳食纖維	去油解膩，防治便秘。	香蕉、哈密瓜、鳳梨、奇異果、芹菜、大陸妹、菠菜、萵筍。
維他命 C	保護細胞、解毒，保護肝臟。	西瓜、荸薺、櫻桃、柿子、草莓、奇異果、梨、綠花椰菜、萵筍、番茄。
維他命 B 群	有助於肝臟新陳代謝。	蘋果、櫻桃、番茄、芹菜。
維他命 E	促進人體新陳代謝。	奇異果、草莓、菠菜、花椰菜。
胡蘿蔔素	增強免疫力，預防和抑制肺癌。	紅蘿蔔、香蕉、橘子、柳丁、油菜、海帶、菠菜、番茄、芹菜、薺菜、黃瓜。

紅蘿蔔梨汁

原料 紅蘿蔔 2 根，梨 1 顆，檸檬汁適量。

做法 紅蘿蔔、梨均洗淨去皮，切小塊，放入榨汁機榨出汁液，加入檸檬汁攪拌即可。

功效 梨可清熱降火、潤肺、美容護膚，和紅蘿蔔一起榨汁，可以改善肝功能，增強身體抵抗力。

紅蘿蔔梨汁能促進酒精代謝，改善宿醉症狀。

荸薺西瓜萵筍汁

原料　荸薺10顆，西瓜1/4顆，萵筍半根。

做法　將荸薺、萵筍洗淨，去皮，切
　　　成小塊；西瓜用勺子掏出瓜瓤，
　　　去籽。將所有原料依次放入榨
　　　汁機中榨汁。

功效　利水，維他命含量豐富，有利
　　　於加強肝臟功能，能有效幫助
　　　肝臟及胃腸的代謝。

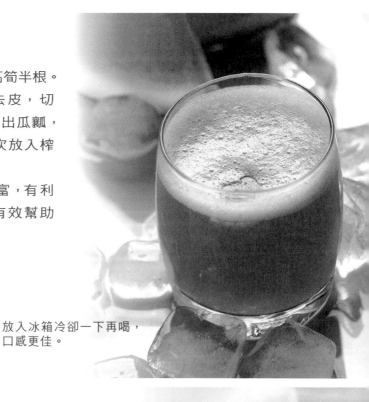

放入冰箱冷卻一下再喝，
口感更佳。

番茄芹菜汁

原料　番茄1顆，芹菜1根，白開水半杯，
　　　檸檬汁適量。

做法　將番茄洗淨切小塊，芹菜洗淨
　　　切小段，放入榨汁機中，倒入
　　　白開水，攪拌後加入檸檬汁
　　　即可。

功效　芹菜富含膳食纖維，與含維他
　　　命 B 群的番茄一起榨汁，有解
　　　毒與強化肝功能的功效。

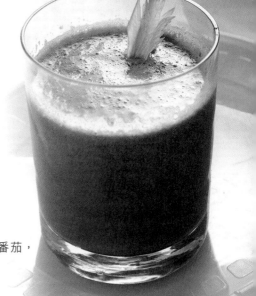

外表熟紅、偏軟的番茄，
榨成果汁才好喝。

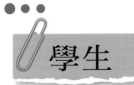

學生

一份調查顯示，42.4% 的學生因「學習成績提高」而感到快樂和幸福，57.6% 的學生因「學習壓力大」而苦惱。他們面臨著提高成績壓力、考試壓力、升學壓力等，經常念書到很晚，既耗費腦力，又耗費體力。他們正處於成長的時候，應針對智力、視力、體力來隨時補充人體必需的營養素。

學生所需營養素

營養素	功效	蔬果
鈣	緩解壓力，消除焦慮，促進骨骼發育。	香蕉、芭樂、葡萄、小白菜、茴香、芹菜。
維他命 A	防止眼睛乾燥、夜盲症和視力衰退，促進發育。	杏、水蜜桃、紅蘿蔔、甜菜、芥菜、菠菜、南瓜、紅薯、白瓜、番茄。
葉酸	促進大腦發育。	哈密瓜、柚子、包心菜、菠菜。
蛋白質	補充體力。	薺菜、芒果、哈密瓜。
維他命 C	增強抵抗力。	香蕉、櫻桃、柿子、草莓、奇異果、鳳梨、蘋果、葡萄柚、香蕉、香瓜、火龍果、綠花椰菜、番茄、白菜、苦瓜。
維他命 B1	消除眼睛疲勞，改善怠倦。	大陸妹、油菜、菠菜。

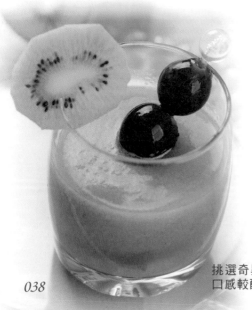

奇異果葡萄芹菜汁

原料 奇異果 2 顆，葡萄 20 粒，芹菜 1 根，白開水 1 杯。

做法 奇異果洗淨，去皮，切成小塊；葡萄洗淨，去籽；芹菜洗淨，留葉切碎。加 1 杯白開水入榨汁機中，再放入上述原料，榨汁即可。

功效 奇異果和葡萄富含人體所需的多種營養元素，可以補充身體能量。

挑選奇異果時不要選太硬的，未熟的奇異果口感較酸，不適合榨汁。

蘋果紅蘿蔔菠菜汁

原料　蘋果半顆，紅蘿蔔半根，菠菜
　　　　1小把，芹菜1根，蜂蜜1小匙，
　　　　冰水半杯。

做法　蘋果洗淨、去皮、去核；紅蘿蔔
　　　　洗淨、去皮，均切成小塊；菠菜
　　　　和芹菜洗淨切碎。將上述原料
　　　　依次放入榨汁機，加適量冰水
　　　　榨汁，最後加入蜂蜜調味。

功效　蘋果有保護心臟的功能，芹菜
　　　　能補鈣；胡蘿蔔素對眼睛大有
　　　　益處；菠菜是身體的「清潔大
　　　　師」。營養豐富的蔬果們「通
　　　　力合作」，能保護眼睛，迅速補
　　　　充一天的精力和體力。

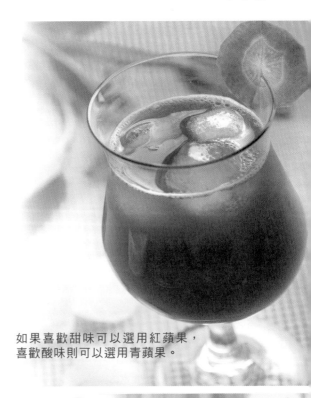

如果喜歡甜味可以選用紅蘋果，
喜歡酸味則可以選用青蘋果。

白菜心紅蘿蔔薺菜汁

原料　白菜心1個，紅蘿蔔1根，薺菜
　　　　2棵，白開水半杯。

做法　將白菜心、紅蘿蔔、薺菜均洗淨；
　　　　紅蘿蔔去皮，切小丁；白菜心、
　　　　薺菜切小段。將上述原料放入
　　　　榨汁機，加半杯白開水榨汁。

功效　白菜所含的硒，有助於防治
　　　　弱視。紅蘿蔔含有胡蘿蔔素，
　　　　可轉化成維他命A，能明目養
　　　　神、增強抵抗力；薺菜有明目
　　　　的功效。

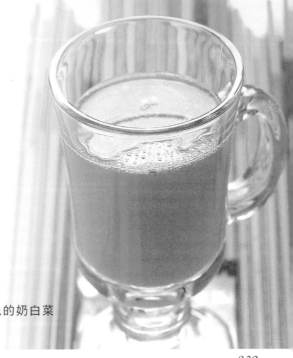

葉片為墨綠色的奶白菜
含硒量更高。

草莓優酪乳

原料　草莓 4 顆，香蕉半根，優酪乳 200 毫升，蜂蜜適量。

做法　草莓去蒂，洗淨切半；香蕉去皮切小段。將草莓、香蕉和優酪乳、蜂蜜一起放入榨汁機內打勻即可。

功效　草莓、香蕉富含維他命 C，色鮮味美，是學生的最愛。優酪乳能促進腸胃蠕動，易於消化吸收。經常飲用這款蔬果汁，可健腸胃，調節人體代謝，提高抗病能力，對學生尤佳。

鳳梨苦瓜蜂蜜汁

原料　鳳梨半顆，苦瓜 1 條，蜂蜜適量，白開水半杯。

做法　鳳梨削皮，切成小塊，用鹽水泡 10 分鐘，瀝乾水分；苦瓜去籽切塊。將鳳梨、苦瓜一起放入榨汁機內，加入半杯白開水榨汁，再加入蜂蜜即可。

功效　苦瓜中的苦味能增加食慾，加快腸胃蠕動，助消化；蜂蜜能消除人體內的垃圾。這款蔬果汁能提高食慾、增強免疫力、消除疲勞，尤其適合需要補充體力的學生飲用。

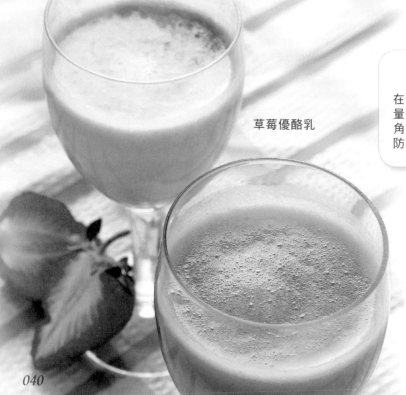

草莓優酪乳

喝完果汁做面膜

在喝剩的草莓優酪乳中，加入適量麵粉製成面膜，可以去除老化角質、收縮毛孔、美白滋潤肌膚、防皺去紋，減輕皮膚色素沈澱。

鳳梨苦瓜蜂蜜汁

火龍果草莓汁

香蕉蘋果牛奶

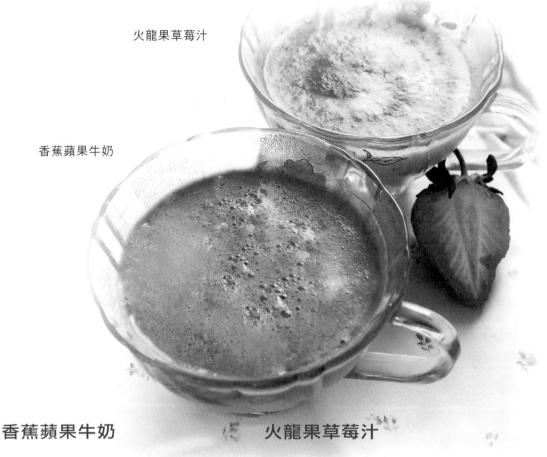

香蕉蘋果牛奶

原料　香蕉 1 根，蘋果半顆，牛奶 200
　　　毫升，蜂蜜適量。

做法　香蕉去皮切成小段；蘋果洗淨、
　　　去皮，切成小塊。將香蕉、蘋
　　　果和牛奶、蜂蜜一起放入榨汁
　　　機內打勻即可。

功效　牛奶富含鈣，香蕉、蘋果能消
　　　食化滯。這款蔬果汁既美味又
　　　能促消化，還能補充鈣質，促
　　　進身體發育。

火龍果草莓汁

原料　火龍果半顆，草莓 3 顆，蜂蜜
　　　適量，白開水半杯。

做法　火龍果去皮取肉；草莓去蒂，
　　　洗淨切塊。將火龍果、草莓和
　　　水、蜂蜜一起放入榨汁機裡打
　　　勻即可。

功效　火龍果富含維他命和水溶性纖
　　　維，且含糖量少，熱量低，可以
　　　清熱去火，促進腸胃蠕動。這
　　　款蔬果汁能平緩情緒、緩解焦
　　　慮，尤其適合易焦慮的學生。

芒果番茄汁

原料　芒果1顆，番茄1顆，白開水半杯，包心菜少量，檸檬汁適量。

做法　芒果去皮去核，切成小塊；番茄洗淨去蒂，切成小塊；包心菜洗淨切成小塊。將上述原料和白開水放入榨汁機攪打，再放入檸檬汁攪勻即可。

功效　芒果中的胡蘿蔔素含量在水果中屬上乘，具有保護眼睛、明目的作用；番茄富含胡蘿蔔素、維他命A和維他命C，有美白、去斑的功效。這款蔬果汁可保護視力，緩解視覺疲勞。

香瓜汁

原料　香瓜半顆，銀杏粉1小勺，白開水半杯。

做法　香瓜洗淨後去皮去籽，切成小塊。香瓜、銀杏粉和白開水放入榨汁機中打勻即可。

功效　香瓜含有維他命A、維他命C和β-胡蘿蔔素，和銀杏粉製成蔬果汁可增強記憶力，為大腦補充活力，還能美白肌膚。

香蕉南瓜汁

原料　香蕉1根，南瓜100克，蜂蜜適量，白開水1杯。

做法　南瓜去皮去籽，切成小塊，蒸熟；香蕉去皮，切成小塊。將熟南瓜、香蕉和白開水放入榨汁機中攪打，再調入蜂蜜即可。

功效　香蕉含有大量果膠，可以幫助腸胃蠕動，促進排便，吸附腸道內的毒素，美容養顏；所含的色氨酸，有安神、抗抑鬱作用。

喝完果汁做面膜

在芒果番茄汁中加入適量的麵粉製成面膜，能夠減少黑色素沈澱，具有非常強的去汙能力，能有效收斂粗大毛孔，緊實臉部皮膚，使皮膚白皙。

香瓜汁

番茄橙汁

原料　番茄2顆，柳丁1顆，檸檬汁、蜂
　　　蜜各適量。

做法　番茄洗淨去蒂，切成四塊；柳
　　　丁切成四塊，去皮。將番茄、
　　　柳丁一起放入榨汁機攪打，再
　　　加入檸檬汁、蜂蜜攪勻即可。

功效　富含維他命A和維他命C，可
　　　以預防青春痘，消除怠倦，美
　　　白去斑。

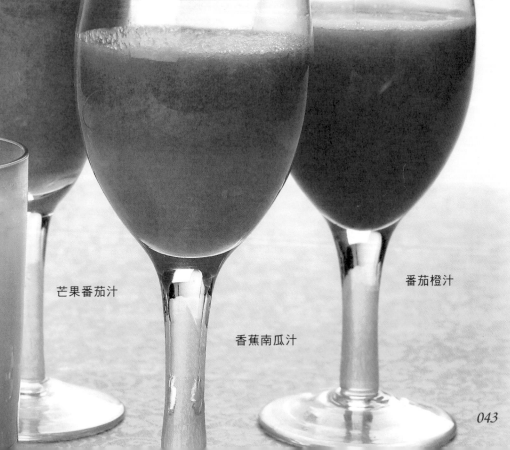

芒果番茄汁

香蕉南瓜汁

番茄橙汁

 兒童

　　一項研究報告顯示，5 年級的孩子普遍對蔬菜和水果缺乏興趣。現在，零食種類繁多，許多「垃圾食品」吸引著孩子，此時，與其強迫孩子吃不愛吃的蔬果，不如變換飲食方式，讓平淡無奇的蔬果變成美味誘人、營養豐富的蔬果汁。

兒童所需營養素

營養素	功效	蔬果
鈣	促進骨骼發育。	香蕉、芭樂、小白菜、茴香、芹菜、蓮藕。
維他命 A	促進視力發育。	杏、水蜜桃、紅蘿蔔、甜菜、芥菜、菠菜、南瓜、紅薯、白瓜。
葉酸	促進大腦發育。	哈密瓜、柚子、包心菜、菠菜。
蛋白質	補充體力。	山藥、百合、芒果、哈密瓜。
維他命 C	增強抵抗力。	櫻桃、柿子、草莓、奇異果、蘋果、葡萄柚、綠花椰菜、番茄、蓮藕、鳳梨、柳丁、西瓜。
維他命 B 群	促進細胞的發育。	蘋果、櫻桃、番茄。

蓮藕蘋果汁

原料　蓮藕 1 節，蘋果 1 顆，檸檬汁適量，白開水 1 杯。

做法　蓮藕、蘋果均洗淨，切成小塊，和白開水一起放入榨汁機攪打，調入檸檬汁拌勻即可。

功效　含維他命 B 群、維他命 C、果膠、葉紅素、鐵質、鈣質等，兒童口乾舌燥、感冒、發燒、咽喉腫痛的時候，喝這款蔬果汁可緩解症狀。

在榨汁的過程中，加入少許檸檬汁或鹽可防止蘋果因氧化而變黑。

紅蘿蔔蘋果橙汁

原料　紅蘿蔔1根，蘋果半顆，柳丁1
　　　顆，白開水1杯。

做法　將所有原料分別洗淨，蘋果去
　　　核、柳丁去籽，均切成2公分見
　　　方的小塊，放入榨汁機，加1杯
　　　白開水榨汁。

功效　開胃、補充多種維他命，消除
　　　體內自由基，排毒護膚，加強
　　　身體免疫力。再厭食的孩子，
　　　看到這款營養豐富、顏色亮麗
　　　的蔬果汁也會愛喝。

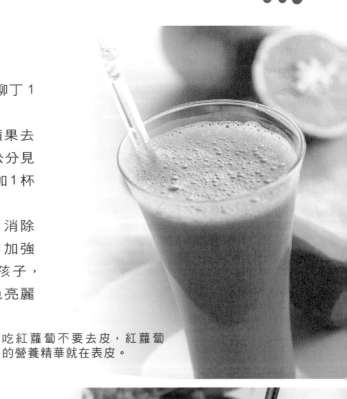

吃紅蘿蔔不要去皮，紅蘿蔔
的營養精華就在表皮。

鳳梨西瓜汁

原料　鳳梨1塊，西瓜1塊，蜂蜜適量，
　　　白開水1杯。

做法　將鳳梨、西瓜切成小塊，和白
　　　開水一同放入榨汁機攪打，調
　　　入蜂蜜即可。

功效　鳳梨富含膳食纖維，西瓜具有
　　　利尿功效，二者一同榨汁，可
　　　以促進腸胃蠕動，排毒護膚，
　　　幫助兒童消化，促進食慾。

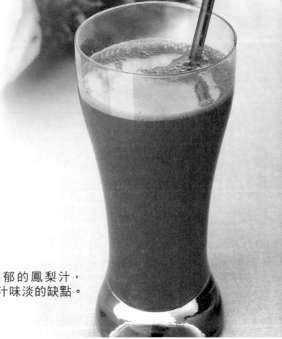

加入風味濃郁的鳳梨汁，
能彌補西瓜汁味淡的缺點。

● ● ●

紅薯蘋果牛奶

原料	紅薯70克，蘋果1顆，牛奶150毫升。
做法	紅薯洗淨，去皮，切小塊，蒸熟；蘋果洗淨，去皮，去核，切小塊。將紅薯、蘋果和牛奶一起放入榨汁機榨汁即可。
功效	紅薯含有豐富的膳食纖維，有利於排便；牛奶內含豐富的蛋白質和鈣等營養成分。這款蔬果汁可增強兒童身體免疫力，促進骨骼生長。

紅蘿蔔橙汁

原料	紅蘿蔔2根，柳丁2顆，蜂蜜適量。
做法	紅蘿蔔洗淨、切小塊，柳丁去皮取肉。將紅蘿蔔和柳丁一起放入榨汁機榨汁，放入適量蜂蜜即可。
功效	紅蘿蔔有豐富的胡蘿蔔素、維他命、鈣、鐵等；柳丁開胃消食。這款蔬果汁可促進兒童生長發育，保護視力，預防感冒，開胃解渴。

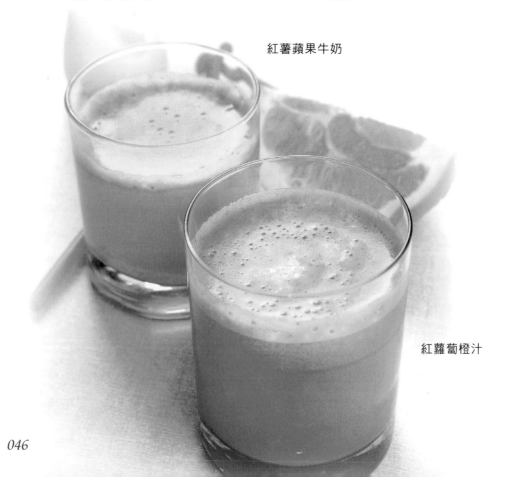

紅薯蘋果牛奶

紅蘿蔔橙汁

鳳梨蘋果汁

原料　鳳梨半顆，蘋果 1 顆，油菜、包
　　　心菜各 30 克，白開水半杯，蜂蜜
　　　適量。

做法　鳳梨去皮切塊，鹽水泡10分鐘，
　　　沖洗乾淨後瀝乾；蘋果去皮，
　　　去核，切塊；油菜、包心菜均洗
　　　淨，切小段。將上述原料和白
　　　開水放入榨汁機攪打均勻，再
　　　放入蜂蜜即可。

功效　在水果裡，鳳梨中的酶含量最
　　　高。兩餐之間喝杯鳳梨蘋果汁，
　　　既能借助豐富的酶來開胃，又
　　　能補充維他命 C，對健康十分
　　　有益。孩子常飲這款蔬果汁，
　　　能令孩子食慾大開。

櫻桃優酪乳

原料　櫻桃 20 顆，優酪乳 100 毫升，
　　　白開水半杯，蜂蜜適量。

做法　櫻桃洗淨去核，和優酪乳、白
　　　開水一同放入榨汁機攪打，再
　　　加入適量蜂蜜即可。

功效　櫻桃含蛋白質、磷、胡蘿蔔
　　　素、維他命 C 等，兒童經常飲
　　　用這款蔬果汁，能使膚色紅潤，
　　　增強身體免疫力，預防感冒。

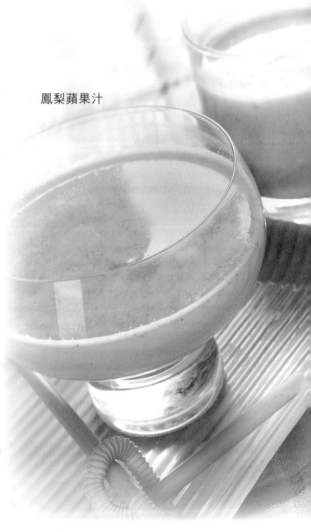

櫻桃優酪乳

鳳梨蘋果汁

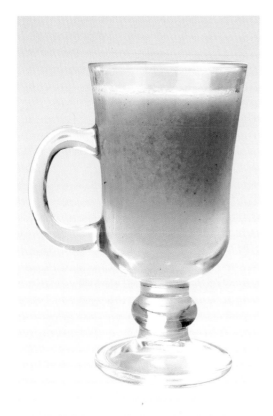

削山藥皮時,小心不要讓手沾上汁液,
若皮膚產生過敏,可抹些醋。

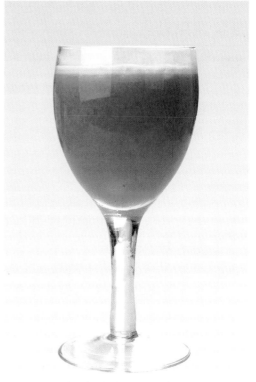

豐富的膳食纖維還可緩解寶寶的
便秘。

百合山藥汁

原料　百合 30 克,山藥半根,蜂蜜適
　　　量,白開水半杯。

做法　百合掰開,洗淨;山藥洗淨,去
　　　皮,切小片。將百合、山藥放
　　　入榨汁機中,加半杯白開水榨
　　　汁,調入蜂蜜即可飲用。

功效　山藥健脾胃,助消化,與百合
　　　搭配可改善小兒盜汗。

蘋果櫻桃蘿蔔汁

原料　蘋果 1 顆,櫻桃蘿蔔 1 個,蜂蜜
　　　適量,白開水半杯。

做法　櫻桃蘿蔔洗淨,蘋果去皮、去
　　　核,分別切成小塊,放入榨汁
　　　機加白開水榨汁,加入蜂蜜
　　　調味。

功效　蘋果富含膳食纖維,和櫻桃蘿
　　　蔔一起榨汁,有健胃消食、止
　　　咳化痰、除咳生津的功效。

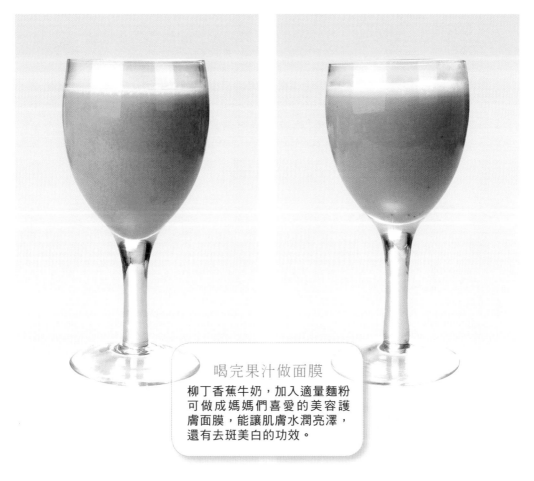

> 喝完果汁做面膜
>
> 柳丁香蕉牛奶，加入適量麵粉
> 可做成媽媽們喜愛的美容護
> 膚面膜，能讓肌膚水潤亮澤，
> 還有去斑美白的功效。

柳丁香蕉牛奶

原料　柳丁 2 顆，香蕉半根，牛奶 250
　　　毫升，蜂蜜適量。

做法　將柳丁切塊取肉，香蕉去皮、
　　　切塊，和牛奶用榨汁機攪打，
　　　再加入蜂蜜即可。

功效　香蕉富含鈣、鋅、鎂、維他命 A、
　　　維他命 B 群等，營養價值較高。
　　　這款蔬果汁口感香甜，是兒童
　　　喜歡的飲品。

草莓牛奶

原料　草莓 10 顆，牛奶 200 毫升。

做法　草莓去蒂，洗淨切半，和牛奶
　　　一起放入榨汁機內打勻即可。

功效　牛奶內含豐富蛋白質和鈣等營
　　　養成分，與草莓搭配飲用，可
　　　加快體內新陳代謝，提高兒童
　　　的抵抗力，還能美容護膚。

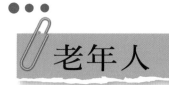

老年人

　　老年人每天都該適當補充 1 ～ 2 杯蔬果汁，這不但能使人體充分吸收蔬菜、水果中的營養成分，還有助於抵抗身體衰老、減少一些慢性疾病。而且，蔬果被打成汁後，由於不添加油、鹽，營養成分也更容易被「原汁原味」地吸收。此外，老人一定要根據個人的身體情況來選擇蔬果，尤其是腸胃較敏感或體寒的老人要更加注意，可以先試著少喝點，如果沒有異常反應，再接著喝。體質較熱且易上火的老人，可適當多喝一點，能對調節腸胃發揮很好的作用。

老年人所需營養素

營養素	功效	蔬果
胡蘿蔔素	阻止病原體入侵。	芒果、哈密瓜、紅蘿蔔、南瓜。
蛋白質	補充體力。	芒果、哈密瓜。
維他命 C	增強抵抗力。	櫻桃、草莓、奇異果、香蕉、綠花椰菜、番茄、荸薺、鳳梨。
膳食纖維	刺激腸胃蠕動，潤滑腸道。	蘋果、鳳梨、楊桃、芒果、玉米、芹菜、洋蔥、白菜、蘿蔔、紅薯。
維他命 B 群	促進細胞新陳代謝。	橘子、萵筍、油菜。
鈣	預防骨質疏鬆。	香蕉、芭樂、小白菜、茴香、芹菜。

芹菜紅蘿蔔荸薺汁

原料　芹菜 1 根，紅蘿蔔半根，荸薺 2
　　　顆，蘋果半顆，白開水半杯。

做法　將芹菜洗淨，帶葉切碎；荸薺
　　　洗淨，去皮；紅蘿蔔洗淨；蘋
　　　果洗淨，去皮，去核；分別切
　　　小塊放入榨汁機內，加入白開
　　　水榨汁。

功效　對咳嗽、多痰、痔瘡都具有輔
　　　助療效，同時又健胃利尿。芹
　　　菜汁能安定情緒，舒緩內心焦
　　　慮，與紅蘿蔔汁和荸薺汁混合
　　　能增強人體免疫力，防癌抗癌。

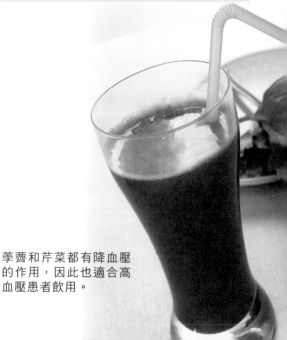

荸薺和芹菜都有降血壓的作用，因此也適合高血壓患者飲用。

鳳梨蘋果番茄汁

原料　鳳梨1塊，蘋果半顆，番茄1顆。

做法　將鳳梨用鹽水浸泡 10 分鐘，再
　　　沖洗乾淨；蘋果洗淨，去皮，去
　　　核；番茄洗淨，去蒂。所有原
　　　料均切成 2 公分見方的丁，放
　　　入榨汁機榨汁。

功效　番茄有去斑、淨化血液的輔助
　　　作用，搭配蘋果和鳳梨，不但
　　　口感更豐富，淨化血液的效果
　　　也會更強，對防治冠心病有一
　　　定的食療效果。

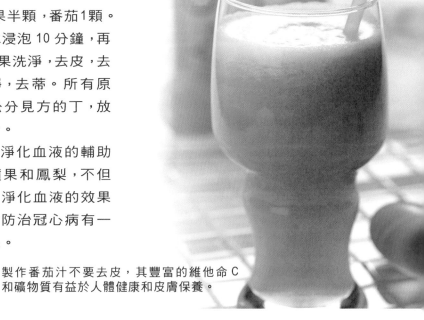

製作番茄汁不要去皮，其豐富的維他命 C
和礦物質有益於人體健康和皮膚保養。

洋蔥黃瓜紅蘿蔔汁

原料　洋蔥 1 顆，紅蘿蔔 1 根，黃瓜 1
　　　根，白開水半杯。

做法　黃瓜和紅蘿蔔均洗淨，切成 2
　　　公分見方的小塊；洋蔥洗淨去
　　　皮，切成同等大小的塊。將上述
　　　原料放入榨汁機中，加入白開水
　　　榨汁。

功效　紅蘿蔔和黃瓜中的多種維他命
　　　以及鈣、磷、鎂等礦物質，都是
　　　老年人保健所需的營養素。這
　　　款蔬果汁具有殺菌、增加免疫
　　　力的功效。

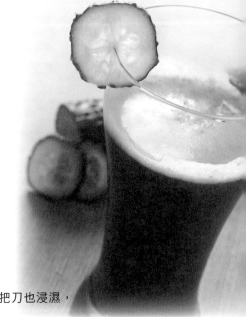

把洋蔥放在冷水裡浸一會兒，再把刀也浸濕，
切洋蔥時就不會流眼淚了。

蘋果洋菜汁

原料　洋菜 10 克，蘋果 1 顆，檸檬汁、
　　　蜂蜜各少許，白開水適量。

做法　洋菜（超市能買到）洗淨，瀝
　　　乾水分，切碎；蘋果洗淨，去
　　　皮，去核，切成小塊，放入榨汁
　　　機加白開水榨汁。將蘋果汁倒
　　　出，取出榨汁機的濾網，將切
　　　碎的洋菜和蘋果汁倒進榨汁機
　　　攪拌，最後加入檸檬汁和蜂蜜。

功效　洋菜有助於預防糖尿病和肥
　　　胖，蘋果富含膳食纖維。這款
　　　蔬果汁能刺激腸道，促進排便，
　　　還有美容瘦身的功效。

洋菜可以先用溫水泡一小時。

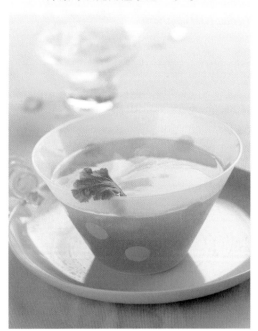

蘿蔔蓮藕梨汁

原料　白蘿蔔 2 片，蓮藕 3 片，梨 1 顆，
　　　蜂蜜少許，白開水半杯。

做法　白蘿蔔、蓮藕分別洗淨，去皮，
　　　切成小塊；梨洗淨，去核，適當
　　　切碎。將上述原料放入榨汁機
　　　中，加適量白開水榨汁。最後
　　　加以蜂蜜調味。

功效　白蘿蔔、梨和蓮藕都有潤肺
　　　去痰、生津止咳的功效，三者
　　　合一具有非常突出的防秋燥
　　　功效。

白蘿蔔是天然的消炎藥，喉嚨因感冒而
疼痛時也可以喝這款蔬果汁。

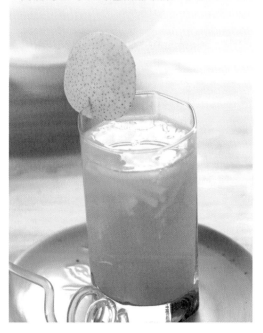

香蕉奇異果荸薺汁

原料　香蕉1根，奇異果1顆，荸薺5顆，山楂4顆，白開水半杯。

做法　香蕉去皮；奇異果、荸薺分別洗淨、去皮；山楂洗淨、去核。將所有原料切成小塊，一起放入榨汁機中，加入半杯白開水攪打即可。

功效　能阻斷致癌物在人體內合成，降低膽固醇及三酸甘油酯，對高血壓、高血脂、冠心病都有輔助食療作用。

奇異果中的果酸能抑制黑色素沉澱，有效淡化黑斑。

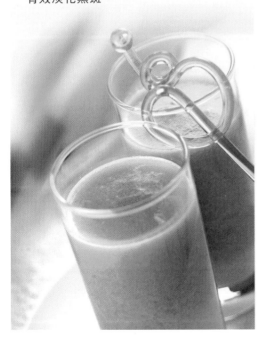

奇異果鳳梨蘋果汁

原料　奇異果2顆，鳳梨半顆，蘋果半顆，白開水1杯。

做法　奇異果、鳳梨、蘋果分別洗淨；奇異果、鳳梨均去皮，蘋果去皮、去核，均切成2公分見方的小塊，加1杯溫熱白開水放入榨汁機中榨汁。

功效　奇異果可阻止體內產生過多的過氧化物，能防止老年斑的形成，延緩人體衰老。這款蔬果汁富含膳食纖維和抗氧化物質，可清熱降火、潤燥通便、瘦身美容，並能增強人體免疫力。

先榨鳳梨，再榨蘋果和奇異果，可以使果汁在2～3個小時內不變色。

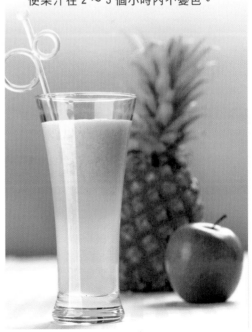

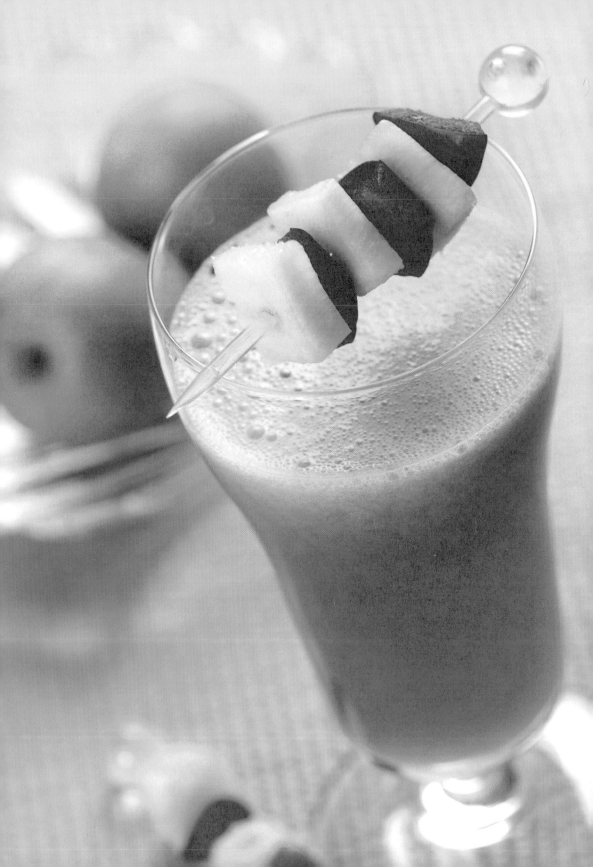

第二章

對症健康蔬果汁

現在人飲食大多不均衡,所以大多數都是弱酸性體質。

體質的酸鹼性,取決於人體攝取酸鹼食物的多寡,而食物的酸鹼性則取決於食物所含的礦物質種類。

偏酸性的體質容易過敏,患高血壓、高脂血症、糖尿病、心血管疾病等。對症選擇蔬果汁,一天一杯,輕鬆喝出健康,喝出活力。

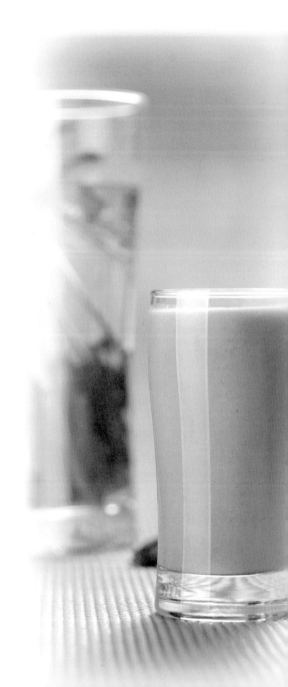

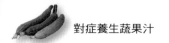

預防便秘

　　飲食不規律、工作壓力大、缺乏運動、胃腸功能不佳、上火、內分泌失調等，都會引發便秘。這時應該攝取足夠的水分、維他命及膳食纖維。香蕉、無花果、李子、蘿蔔、芹菜甚至優酪乳，都是不錯的選擇。每天一杯蔬果汁，輕鬆解決便秘問題。

預防便秘所需營養素

營養素	功效	蔬果
維他命 C	利於腸道中益生菌的繁殖。	柳丁、草莓、奇異果、香蕉、蘋果、葡萄柚、鳳梨、西瓜、李子、綠花椰菜、芹菜。
膳食纖維	刺激腸胃蠕動，潤滑腸道。	蘋果、楊桃、芒果、玉米、芹菜、白菜、蘿蔔、紅薯、西瓜、無花果。

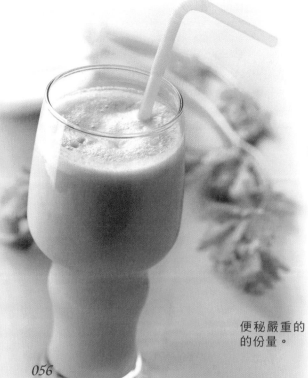

芹菜鳳梨汁

原料　芹菜半根，鳳梨 1/4 顆。

做法　芹菜去筋留葉，洗淨，切成小段；鳳梨去皮，用鹽水浸泡 10 分鐘，把果肉切小塊。將芹菜、鳳梨依次放入榨汁機中攪打。

功效　鳳梨含有豐富的維他命 C，芹菜則含有大量的膳食纖維。兩者搭配，有利於促進腸蠕動，改善便秘。

便秘嚴重的，可適當增加芹菜的份量。

芹菜奇異果優酪乳

原料　芹菜半根，奇異果1個，優酪乳
　　　200毫升。

做法　芹菜去根留葉，洗淨，切成小
　　　段；鳳梨去皮，用鹽水浸泡10
　　　分鐘，切成小塊。將芹菜、鳳
　　　梨和優酪乳一起放入榨汁機中
　　　榨汁。

功效　奇異果含有豐富的維他命C；
　　　芹菜則含有大量的膳食纖維；
　　　優酪乳能刺激腸胃蠕動。三者
　　　搭配能改善便秘、排毒養顏。

芹菜奇異果優酪乳

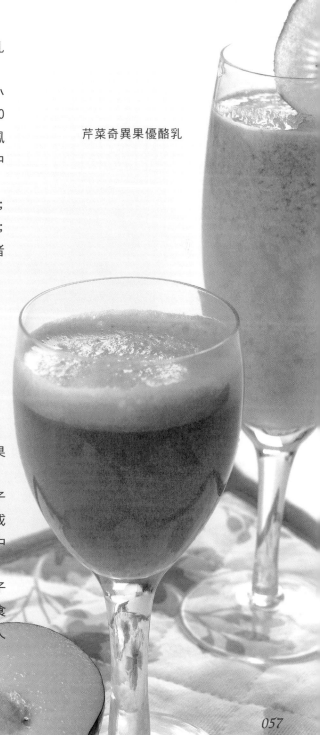

無花果李子汁

無花果李子汁

原料　無花果3顆，李子3顆，奇異果
　　　1顆，白開水半杯。

做法　無花果剝皮切成4等分；李子
　　　洗淨，去核；奇異果去皮切成
　　　小塊。所有原料放入榨汁機中
　　　攪打。

功效　促進腸蠕動，幫助排便。李子
　　　有調節腸胃的作用，但過量食
　　　用反而易引起胃痛，因此每人
　　　每次食用以8顆為限。

● ● ●

芒果鳳梨奇異果汁

原料 芒果 1 顆，鳳梨 1/6 顆，奇異果 1 顆，白開水半杯。

做法 芒果洗淨，去皮去核；鳳梨去皮，在鹽水中浸泡 10 分鐘，再沖洗乾淨；奇異果洗淨去皮。將上述原料切成小塊，放入榨汁機加白開水攪打即可。

功效 味道清冽酸甜，果香濃郁。這款蔬果汁富含維他命、礦物質和膳食纖維，能減輕便秘、痔瘡的痛苦。

蘋果芹菜草莓汁

原料 蘋果1顆，芹菜半根，草莓8顆，白開水半杯。

做法 蘋果、芹菜、草莓分別洗淨；蘋果去核，切小塊；芹菜連葉切小段。將蘋果、芹菜、草莓一起放入榨汁機中，加白開水攪打成汁即可。

功效 這款蔬果汁的豐富膳食纖維可以排毒養顏，預防和改善痔瘡的各種症狀。

芒果鳳梨奇異果汁

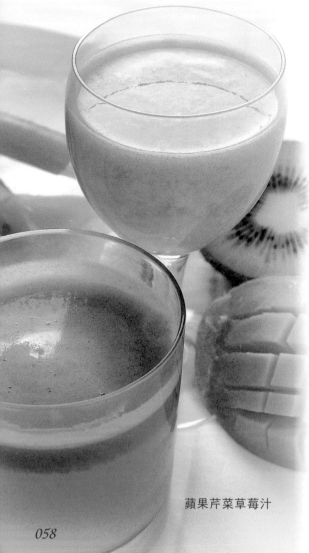

蘋果芹菜草莓汁

香蕉優酪乳

原料　香蕉 1 根，優酪乳 250 毫升，白
　　　　開水半杯，果糖適量。

做法　香蕉去皮，切段。將所有原料
　　　　一同放入榨汁機打勻即可。

功效　香蕉能消食化滯，優酪乳富含
　　　　的乳酸菌可以清除腸道毒素。
　　　　這款蔬果汁對便秘很有療效，
　　　　也是排毒養顏佳品。

香蕉優酪乳

喝完果汁做面膜

香蕉有鎮靜的功效，優酪乳有
美白補水的效果。用香蕉和優
酪乳自製美白麵膜，補水嫩白
的效果顯著。

蘆薈西瓜汁

原料　蘆薈 2 片，西瓜 500 克。

做法　蘆薈去皮取肉，切成小塊；西
　　　　瓜去皮去籽，切成小塊。將蘆
　　　　薈、西瓜放入榨汁機攪打即可。

功效　蘆薈能清熱、通便，西瓜含有
　　　　豐富的水分，利尿降火。這款
　　　　蔬果汁對緩解便秘與痔瘡的功
　　　　效顯著。

蘆薈西瓜汁

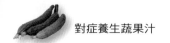

增強免疫力

　　強大的工作壓力，緊張的生活節奏，不規律的作息及垃圾食品的氾濫，使我們的身體越來越虛弱，免疫力越來越低下。注意力分散、頭暈眼花、精力下降、經常感冒等表現都是免疫力降低所致。

　　每天補充 1 杯鮮榨蔬果汁是件健康且愉快的事情，不僅增強免疫力、提高工作效率，還能帶來一整天的舒暢好心情。

增強免疫力所需營養素

營養素	功效	蔬果
胡蘿蔔素	阻止病原體入侵。	芒果、哈密瓜、紅蘿蔔、南瓜。
蛋白質	補充體力。	甜菜、芒果、哈密瓜。
維他命 C	增強抵抗力。	蘋果、葡萄、酪梨、芭樂、香蕉、西瓜、菠菜、芹菜、白蘿蔔、洋蔥、苦瓜、紫甘藍。
維他命 E	消除體內自由基，防止細胞老化。	香蕉、橘子、柳丁、山楂、水蜜桃、油菜、海帶、蘑菇、菠菜、番茄、芹菜、薺菜、黃瓜。
維他命 B 群	促進細胞新陳代謝。	橘子、萵筍、油菜。

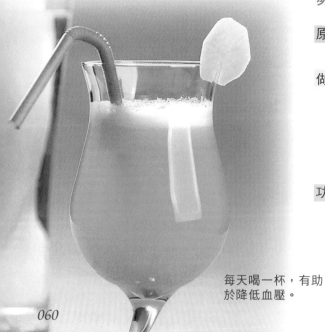

每天喝一杯，有助於降低血壓。

蘋果蘿蔔甜菜汁

原料 蘋果 1 顆，白蘿蔔半根，甜菜 1 個，檸檬汁適量，白開水半杯。

做法 蘋果洗淨，切成小塊；白蘿蔔和甜菜分別洗淨，去皮，切成小塊。將上述原料放入榨汁機中，加入白開水榨汁，最後滴入檸檬汁調味。

功效 這款蔬果汁有足夠的碳水化合物和維他命 C，能迅速補充體力、恢復精神，增加身體能量，增強抵抗力，還有助於調整心肺功能。

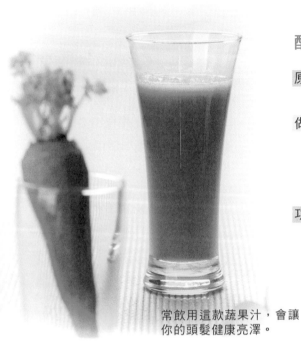

常飲用這款蔬果汁，會讓
你的頭髮健康亮澤。

酪梨蘋果紅蘿蔔汁

原料　酪梨 1 顆，紅蘿蔔半根，蘋果 1
　　　顆，白開水半杯。

做法　酪梨洗淨，去皮，去核，切成小
　　　塊；蘋果洗淨，去核，切塊；紅
　　　蘿蔔洗淨，切成小塊。將所有
　　　原料放入榨汁機中攪打即可。

功效　蘋果所含的果膠不僅對皮膚
　　　好，還可以幫助身體排毒；酪
　　　梨所含的油酸，有助於恢復乾
　　　枯頭髮的亮澤；紅蘿蔔可以改
　　　善視力。三者榨汁飲用，能增
　　　強身體抵抗力。

菠菜香蕉牛奶

原料　菠菜半把，香蕉 1 根，牛奶 200
　　　毫升，花生碎粒 1 大匙。

做法　菠菜洗淨，去根，切碎；香蕉剝
　　　皮，切段。將菠菜、香蕉和牛
　　　奶放進榨汁機攪打，再撒上花
　　　生碎粒（可利用榨汁機的乾磨
　　　功能自製）即可。

功效　菠菜葉酸含量高，可以促進抗
　　　體的產生，提高免疫力；香蕉
　　　中的果膠可吸附腸道內的毒
　　　素，促進排便，美容養顏。這
　　　蔬果汁能緩解頭部的昏沉與疼
　　　痛，增強人體免疫力，還能防
　　　止衰老。

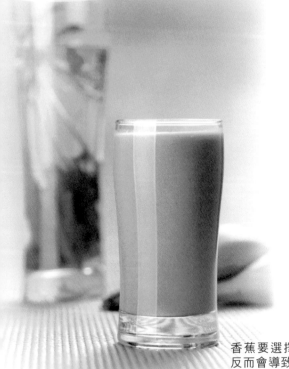

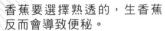

香蕉要選擇熟透的，生香蕉
反而會導致便秘。

蘋果芹菜苦瓜汁

原料　蘋果1顆，芹菜1根，苦瓜1條，白開水1杯。

做法　蘋果洗淨切塊；芹菜洗淨切段；苦瓜洗淨去瓤、去籽、切塊。將上述原料放入榨汁機攪打即可。

功效　芹菜、苦瓜和蘋果一起食用可使人體吸收多種維他命和礦物質，能增強體質，提高免疫力，還有排毒養顏、瘦身的功效。

芹菜洋蔥紅蘿蔔汁

原料　芹菜1根，洋蔥半顆，紅蘿蔔1根，檸檬1/4個，白開水1杯。

做法　洋蔥、紅蘿蔔、檸檬分別洗淨、去皮，切成小塊；芹菜洗淨，連同菜葉切碎。將所有原料放入榨汁機中榨汁即可。

功效　芹菜富含維他命B1、維他命B2；洋蔥的殺菌作用很強；紅蘿蔔富含β-胡蘿蔔素。這款蔬果汁有助於神經安定，增強抵抗力。

蘋果芹菜苦瓜汁

喝完果汁做面膜
蘋果芹菜苦瓜汁加入少許蜂蜜和麵粉製成面膜，不僅能光潔皮膚、去角質及美白，還能去痘、控油。

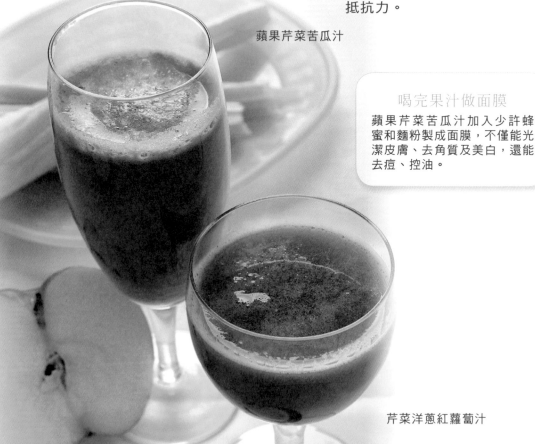

芹菜洋蔥紅蘿蔔汁

紫甘藍芭樂汁

原料　紫甘藍50克，芭樂1顆，檸檬汁、蜂蜜各適量，白開水半杯。

做法　紫甘藍洗淨，切片；芭樂洗淨，去籽。將紫甘藍、芭樂和白開水一同放入榨汁機攪打，再放入蜂蜜、檸檬汁攪勻即可。

功效　紫甘藍含有花青素，具有抗氧化性，可降低血脂，預防心血管疾病；檸檬富含維他命C，可增強人體免疫力。這款蔬果汁可以提高人體免疫力與美容瘦身。

紫甘藍芭樂汁

蘋果青葡萄鳳梨汁

蘋果青葡萄鳳梨汁

原料　蘋果1顆，青葡萄10粒，鳳梨1/4顆，香菜1根，白開水半杯。

做法　葡萄洗淨，去皮、去籽；香菜洗淨，切成小段；鳳梨去皮，用鹽水浸泡10分鐘，切成小塊；蘋果洗淨，去核，切塊。將所有原料放入榨汁機攪打即可。

功效　富含抗氧化劑，對身體有很好的清潔作用，可以極大地增加身體能量，改善皮膚粗糙。

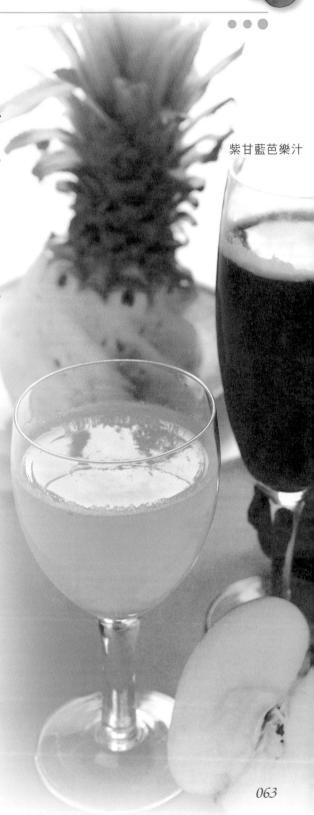

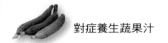

防治感冒

　　感冒大軍中女性和孩子占多數，原因是女性因生理特徵和特殊生理週期而導致體質相對虛弱，尤其在月經期和更年期，身體免疫力會降低；孩子生長發育尚未成熟，身體抵抗力較弱。感冒最容易侵犯免疫力低的人群，想提高抵抗力，就要持續鍛鍊身體，科學飲食，這樣才能防止感冒入侵。喝精心搭配的蔬果汁就是不錯的選擇。

防治感冒所需營養素

營養素	功效	蔬果
胡蘿蔔素	阻止病原體入侵。	芒果、哈密瓜、紅蘿蔔、南瓜、青橄欖。
蛋白質	補充體力。	黃豆芽、芒果、哈密瓜。
維他命 C	增強抵抗力。	櫻桃、柚子、奇異果、柿子、柳丁、蘋果、香蕉、綠花椰菜、甜椒、番茄、白蘿蔔、蓮藕。
維他命 A	增強呼吸系統黏膜功能，提高免疫力，預防感冒。	杏、水蜜桃、紅蘿蔔、甜菜、芥菜、菠菜、南瓜、紅薯、白瓜。
維他命 B 群	促進細胞新陳代謝。	橘子、萵筍、油菜。

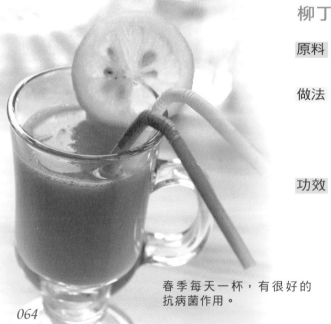

春季每天一杯，有很好的抗病菌作用。

柳丁蘋果菠菜汁

原料　柳丁 1 顆，蘋果半顆，菠菜 1 小把，檸檬 2 片，白開水 1 杯。

做法　柳丁、蘋果分別洗淨，去皮、去籽，切成小塊；菠菜洗淨，切小段；檸檬去皮。將所有原料放入榨汁機中榨汁。

功效　柳丁含有豐富的維他命 C，能增強身體抵抗力；蘋果中的碳水化合物可迅速補充人體消耗的能量，還能消除因「春睏」帶來的倦怠乏累感。

蘋果甜椒蓮藕汁

蓮藕藕節含豐富膳食纖維，
榨汁時要儘量保留。

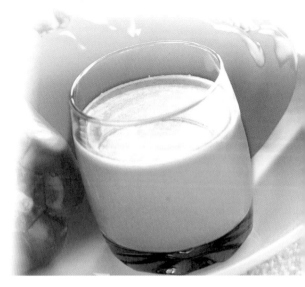

原料　蘋果半顆，甜椒 1 個，蓮藕3片，
　　　白開水半杯。

做法　蘋果洗淨，切小塊；蓮藕洗淨，
　　　去皮，切成丁；甜椒洗淨，去蒂，
　　　去籽，切小塊。將所有原料放
　　　入榨汁機中榨汁。

功效　迅速補充身體的維他命 C 以及
　　　碳水化合物，補充因進食不足
　　　而缺乏的營養，增強人體免疫
　　　力。感冒初起時，也有很好的
　　　防治功效。

白蘿蔔橄欖汁

原料　白蘿蔔 250 克，青橄欖 5 顆，梨
　　　1 顆，白開水 1 杯，檸檬汁、蜂
　　　蜜各適量。

做法　將白蘿蔔、青橄欖、梨均洗淨，
　　　梨去核，分別切碎，放入榨汁
　　　機中加白開水榨汁，最後加檸
　　　檬汁和蜂蜜調味。

功效　橄欖能清熱解毒、生津止渴、
　　　清肺利咽；白蘿蔔中含有抗菌
　　　物質，對多種致病菌有明顯抑
　　　制作用。這款蔬果汁對冬春感
　　　冒、流行性感冒，有很好的防
　　　治作用。

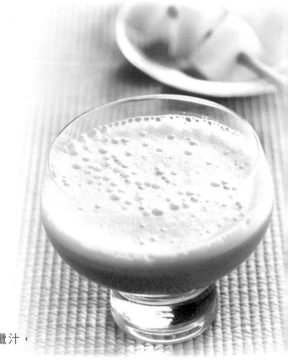

酒後服用白蘿蔔橄欖汁，
可解酒毒。

紅蘿蔔柿子柚子汁

原料　紅蘿蔔1根，柿子半顆，柚子半顆，白開水1杯。

做法　紅蘿蔔、柿子、柚子分別洗淨，紅蘿蔔去皮，柚子去皮、去籽，均切成小塊。將上述原料放入榨汁機中，加白開水榨汁。

功效　提高免疫力、預防感冒、防止皮膚粗糙的輔助效果。

黃豆芽汁

原料　黃豆芽300克，白糖適量。

做法　黃豆芽洗乾淨，去除種皮，放入榨汁機中榨汁。過濾後，加入等量清水煮沸，依個人口味加入白糖調味即可。

功效　黃豆芽中的維他命 B2 具有增強人體活力和緩解眼睛乾澀、疲勞、充血的作用，常喝黃豆芽汁能預防風熱感冒。

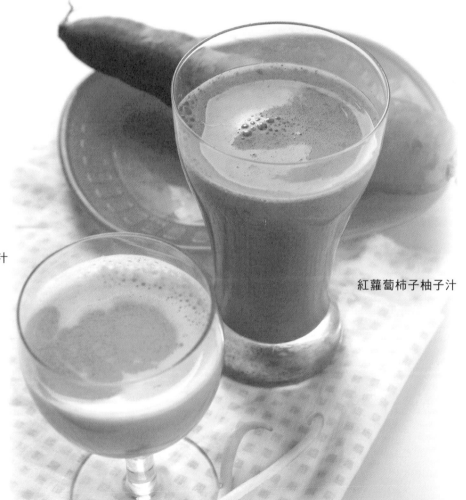

黃豆芽汁

紅蘿蔔柿子柚子汁

蓮藕薑汁

原料　蓮藕 3 片，生薑 3 片，檸檬汁、
　　　蜂蜜各適量，白開水半杯。

做法　蓮藕、生薑均洗淨去皮，切成
　　　小塊，放入榨汁機，倒入白開
　　　水一起攪打，再調入檸檬汁和
　　　蜂蜜即可。

功效　蓮藕富含維他命 C，可提高人
　　　體免疫力，和生薑一起榨汁，
　　　可輔助治療夏季胃腸型感冒或
　　　腸炎，以及發熱、煩渴、嘔吐、
　　　腹痛、洩瀉等症。

喝完果汁做面膜
白蘿蔔梨汁加入適量麵粉製
成面膜，不僅能保濕，還可緩
解皮膚粗糙與色素沈澱。

白蘿蔔梨汁

原料　白蘿蔔 100 克，梨 1 顆，生薑汁
　　　2 勺，蜂蜜適量。

做法　將白蘿蔔洗淨，切成適當大小；
　　　梨去皮去核，切成小塊。將上
　　　述原料放入榨汁機攪打，再放
　　　入生薑汁和蜂蜜攪勻即可。

功效　白蘿蔔具有消炎、殺菌和利尿
　　　的功效，和梨一同榨汁飲用，
　　　可緩解因感冒引起的喉嚨腫
　　　痛，並改善皮膚粗糙。

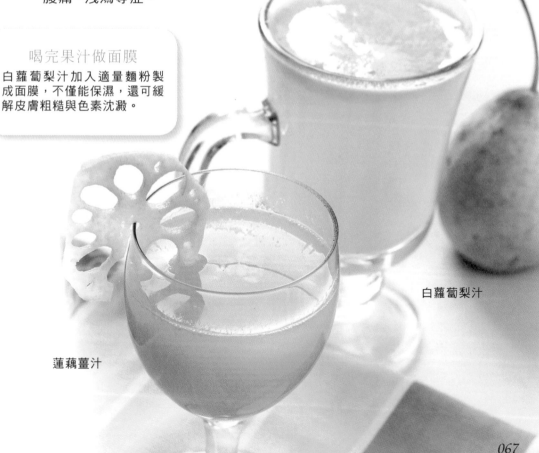

白蘿蔔梨汁

蓮藕薑汁

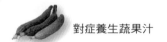

增強食慾

　　上班族由於疲勞或精神緊張，可能導致暫時性食慾不振；夏天天氣炎熱，也可能導致食慾降低；過食、過飲、運動量不足及慢性便秘，同時也可能引起食慾不振；女性在懷孕初期，也可能會沒有食慾或嘔吐……食慾不振的原因有很多，找出原因，對症解決，通常可以得到改善。

　　喝一杯自製的使胃口大開的蔬果汁，也可以提升食慾。讓自己有一個好胃口，比什麼都重要！

增強食慾所需營養素

營養素	功效	蔬果
胡蘿蔔素	阻止病原體入侵。	芒果、哈密瓜、紅蘿蔔、南瓜。
維他命 C	增強抵抗力。	蘋果、檸檬、金桔、芒果、櫻桃、草莓、奇異果、木瓜、鳳梨、葡萄柚、綠花椰菜、黃椒、紅椒、番茄、苦瓜。
維他命 B 群	促進細胞新陳代謝，增進食慾。	橘子、萵筍、油菜。
膳食纖維	刺激腸胃蠕動，潤滑腸道。	蘋果、鳳梨、楊桃、芒果、玉米、芹菜、韭菜、苦瓜、白蘿蔔、辣椒。

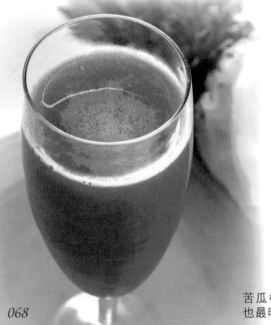

鳳梨苦瓜汁

原料　鳳梨 1/4 顆，苦瓜半條，奇異果半顆，蜂蜜適量，白開水半杯。

做法　將鳳梨、奇異果去皮，鳳梨浸泡鹽水 10 分鐘，與奇異果切成小塊；苦瓜洗淨，去籽，切成小塊。將上述原料和白開水放入榨汁機攪打，調入蜂蜜即可。

功效　這款蔬果汁富含維他命 C 和膳食纖維，能促進消化，消除胃脹，排毒養顏，使肌膚保持健康亮澤。

苦瓜榨汁最有利於吸收營養，減肥效果也最明顯。

鳳梨優酪乳

原料　鳳梨 1/4 顆，優酪乳 200 毫升，檸檬汁、蜂蜜各適量，白開水 1/4 杯。

做法　鳳梨去皮，浸泡鹽水 10 分鐘，切成小塊。將所有原料放入榨汁機攪打即可。

功效　鳳梨富含膳食纖維和消化，和優酪乳一同榨汁飲用，可以促進消化，保護腸胃，改善食慾不振。

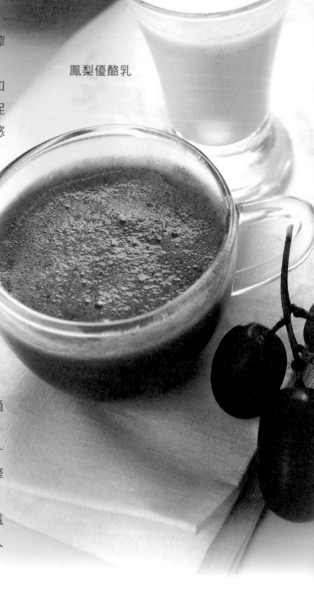

鳳梨優酪乳

葡萄檸檬汁

葡萄檸檬汁

原料　葡萄 20 粒，檸檬汁、蜂蜜各適量，白開水 1 杯。

做法　將葡萄洗淨，去籽，放入榨汁機，再倒入白開水、檸檬汁、蜂蜜攪打即可。

功效　葡萄中的果酸有助於消化。這款蔬果汁可以幫助消化，令人胃口大增。

番茄檸檬汁

原料　番茄1顆，檸檬半顆，蜂蜜適量，白開水半杯。

做法　番茄去蒂洗淨，切成小塊；檸檬去皮，切小塊。將所有原料放入榨汁機攪打即可。

功效　這款蔬果汁不僅可以幫助消化，清除腸道內的垃圾，還能去斑、美白、瘦身。酸酸甜甜的味道，是女性的最愛。

番茄檸檬汁

鳳梨番茄汁

原料　鳳梨1塊，番茄1顆，檸檬汁、蜂蜜各適量。

做法　鳳梨去皮，泡鹽水10分鐘，切小塊；番茄去蒂、洗淨，切小塊。將鳳梨和番茄一起放入榨汁機攪打，調入檸檬汁和蜂蜜攪勻即可。

功效　鳳梨富含膳食纖維和消化，番茄富含維他命C，一同榨汁飲用，可促進消化液的分泌，促進食慾，還具有減肥、美白、去斑的功效。

鳳梨番茄汁

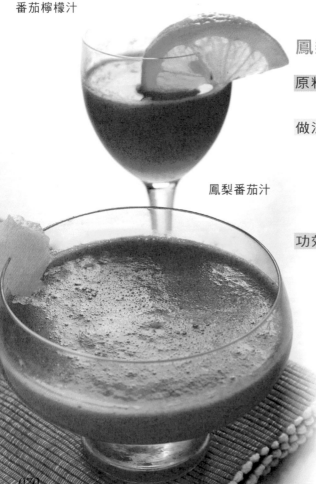

鳳梨葡萄柚汁

原料　鳳梨 1 塊，葡萄柚 1 顆，蜂蜜適量。

做法　將鳳梨、葡萄柚去皮，鳳梨浸泡鹽水 10 分鐘，與葡萄柚切成小塊。將鳳梨、葡萄柚放入榨汁機攪打，再調入蜂蜜即可。

功效　鳳梨和葡萄柚富含蛋白質分解酶，可以刺激食慾，護膚又美容。

木瓜優酪乳

原料　木瓜半顆，哈密瓜 1 塊，優酪乳 100 毫升，果糖適量，白開水半杯。

做法　木瓜、哈密瓜均洗淨，去皮，去籽，切成小塊。將所有原料放入榨汁機攪打即可。

功效　木瓜所含的酶可以幫助消化，和優酪乳、哈密瓜一同榨汁能補充膳食纖維和維他命，還能改善便秘及胃腸功能不佳的狀況，同時還具有美白、豐胸的功效。

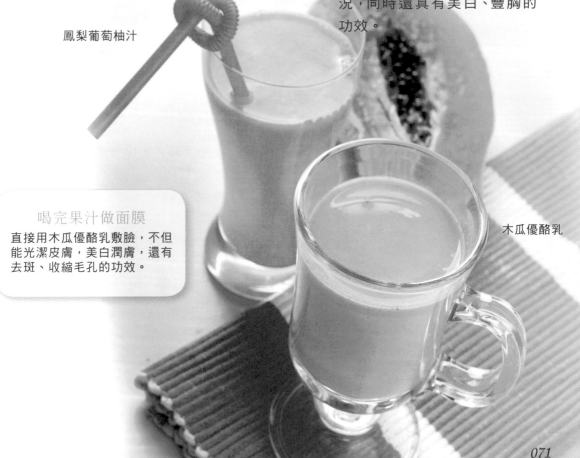

鳳梨葡萄柚汁

喝完果汁做面膜
直接用木瓜優酪乳敷臉，不但能光潔皮膚，美白潤膚，還有去斑、收縮毛孔的功效。

木瓜優酪乳

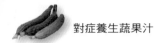
平穩血壓、血糖、血脂

　　很多肥胖型高血壓病人常伴有糖尿病，而糖尿病大多的也伴有高血壓，因此將兩者稱之為同源性疾病。高血壓和糖尿病都與高血脂有關，因此防治高血壓與糖尿病也應同時調節血脂。

　　在日常生活中，除了戒煙限酒、多運動外，還要注意飲食，對症喝自製蔬果汁同樣能發揮平穩血壓、血糖、血脂的功效。

平穩血壓、血糖、血脂所需營養素

營養素	功效	蔬果
維他命 C	促進膠原蛋白合成，維護血管健康。	柳丁、檸檬、奇異果、葡萄柚、石榴、櫻桃、草莓、黃椒、紅椒、番茄、紅蘿蔔。
維他命 B 群	促進細胞新陳代謝。	橘子、萵筍、油菜。
膳食纖維	清除膽固醇，排出多餘脂肪。	蘋果、鳳梨、楊桃、火龍果、玉米、芹菜、綠花椰菜、蘆筍、白蘿蔔、苦瓜、辣椒。

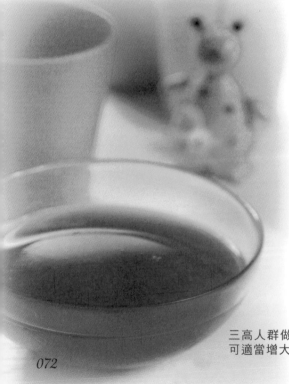

番茄苦瓜汁

原料　番茄 1 顆，苦瓜半條，白開水適量。

做法　番茄去蒂，洗淨；苦瓜洗淨，去籽。將番茄、苦瓜切成小塊，放入榨汁機中加適量白開水榨汁。

功效　苦瓜含大量多肽類的一種類胰島素物質，能促使血液中的葡萄糖轉換為熱量，發揮降血糖的作用，故被稱為「植物胰島素」。這款蔬果汁對糖尿病患者大有益處。

三高人群做這款蔬果汁時，可適當增大苦瓜的量。

石榴草莓牛奶

原料　石榴 1 顆，草莓 4 顆，牛奶 200
　　　毫升。

做法　石榴洗淨，去皮後將籽掰碎放
　　　入敞口杯中，搗汁；草莓洗淨
　　　去蒂，切成小塊。拿起榨汁機
　　　的濾網，然後將石榴汁、草莓
　　　放入榨汁機，再放入牛奶，攪
　　　打成汁即可。

功效　石榴汁含有維他命 C 和多種氨
　　　基酸。這款蔬果汁具有助消化、
　　　降血脂、降血糖及降膽固醇的
　　　效果。

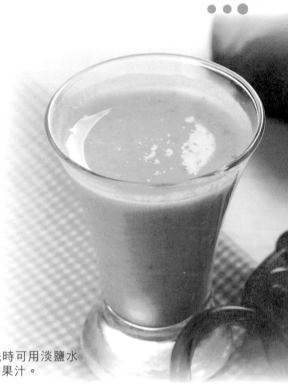

草莓容易殘存農藥，清洗時可用淡鹽水
或清水稍微浸泡，再製成果汁。

芹菜紅蘿蔔柚汁

原料　芹菜1根，葡萄柚半顆，紅蘿蔔
　　　半根，白開水1杯。

做法　芹菜洗淨，切段，保留葉子；
　　　紅蘿蔔洗淨，切小塊；葡萄柚
　　　去皮，去籽。將上述原料和白
　　　開水一起放進榨汁機中榨汁
　　　即可。

功效　葡萄柚中富含維他命 C，有清
　　　除體內自由基、抑制糖尿病和
　　　血管病變的輔助作用。另外，
　　　維他命 C 還能夠預防糖尿病患
　　　者發生感染性疾病。

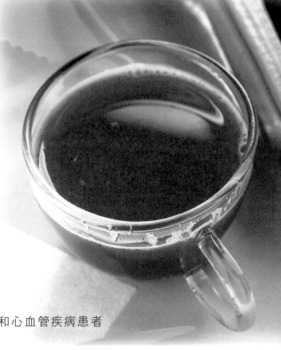

葡萄柚是高血壓和心血管疾病患者
的食療佳果。

芹菜蘋果汁

原料 芹菜 1 根，蘋果 1 顆，紅蘿蔔 1 根，白開水半杯。

做法 芹菜洗淨，切成小段；蘋果、紅蘿蔔均洗淨，蘋果去核，均切成小塊。將上述原料放入榨汁機，加白開水攪打即可。

功效 這款蔬果汁不僅能消除身體疲勞，還能增進食慾，同時也能消脂瘦身、降壓降糖。

奇異果蘆筍蘋果汁

原料 奇異果 1 顆，蘆筍 4 根，蘋果半顆，檸檬 1/4 顆，白開水半杯。

做法 奇異果去皮，切成小塊；蘆筍洗淨，切成小段；蘋果洗淨，去核，切成小塊；檸檬榨汁備用。將所有原料放入榨汁機攪打即可。

功效 蘆筍富含鉀離子且鈉含量低，對控制血壓、降低血糖有很好的輔助作用。這款蔬果汁還是美白瘦身的佳飲。

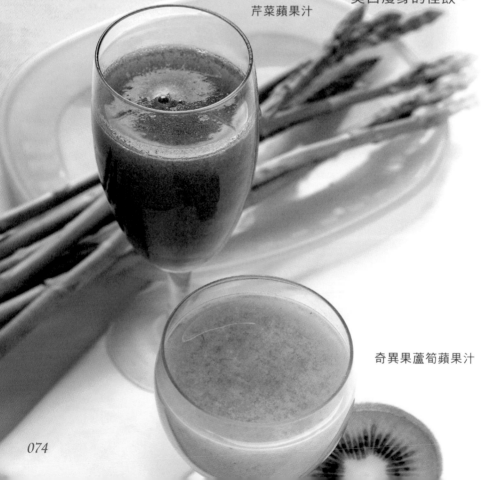

芹菜蘋果汁

奇異果蘆筍蘋果汁

火龍果紅蘿蔔汁

原料　火龍果 1 顆，紅蘿蔔 1 根，白開水半杯。

做法　火龍果去皮，切成小塊；紅蘿蔔洗淨，切成小塊。二者和白開水一起放入榨汁機攪打即可。

功效　火龍果具有高膳食纖維、低糖分、低熱量的特性，和紅蘿蔔一起榨汁，對糖尿病、高血壓、高血脂等有很好的輔助療效，對肌膚也有淡化斑點、防止老化的作用，讓肌膚紅潤有光澤。

番茄柚子汁

原料　番茄 1 顆，柚子 3 ～ 4 瓣，白開水半杯。

做法　番茄去蒂洗淨，切成小塊；柚子去皮去籽，切成小塊。將番茄、柚子放入榨汁機，加白開水攪打即可。

功效　番茄和柚子都富含維他命 C，二者一起榨汁飲用，低糖、低熱量，是糖尿病患者的理想飲品，還能去斑、瘦身、美白。

喝完果汁做面膜

火龍果紅蘿蔔汁加入適量蜂蜜和蛋黃製成面膜，可以抗氧化和美白肌膚，還可以去角質，對油膩的青春痘肌膚也有鎮靜舒緩的功效。

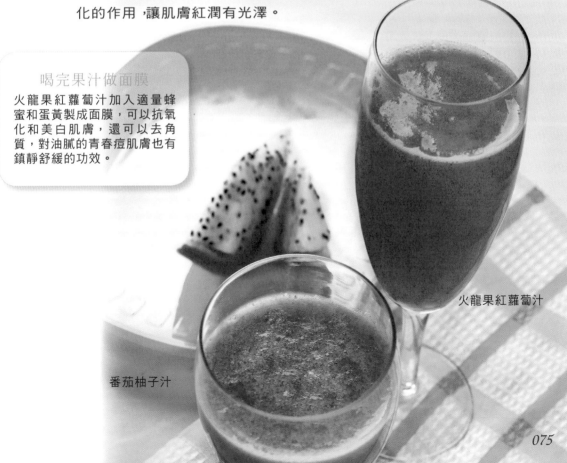

番茄柚子汁

火龍果紅蘿蔔汁

改善睡眠

　　大部分的人在經歷壓力、刺激、興奮、焦慮、生病或者睡眠規律改變時（如時差、輪班工作等）都會出現睡眠不好。但最好不要一出現失眠就服用安眠藥，因為那樣身體會有不良反應，可以在睡前半小時喝一杯牛奶或安神蔬果汁。

　　平時持續鍛鍊身體，養成良好的睡眠習慣，飲食規律，多吃蔬菜水果與補腦安神的食品，如小米、紅棗、核桃等。

改善失眠所需營養素

營養素	功效	蔬果
胡蘿蔔素	阻止病原體入侵。	哈密瓜、紅蘿蔔、南瓜。
鐵	緩解焦慮，安定神經。	鳳梨、桂圓、芹菜。
維他命 C	增強抵抗力。	櫻桃、草莓、奇異果、柳丁、檸檬、紅棗、香蕉、綠花椰菜、番茄、南瓜。
膳食纖維	刺激腸胃蠕動，潤滑腸道。	蘋果、鳳梨、楊桃、玉米、芹菜、苦瓜。
鈣	緩解壓力，消除焦慮。	芒果、香蕉、芭樂、小白菜、芹菜。
維他命 B 群	改善大腦和神經系統功能。	橘子、萵筍、油菜、黃瓜。

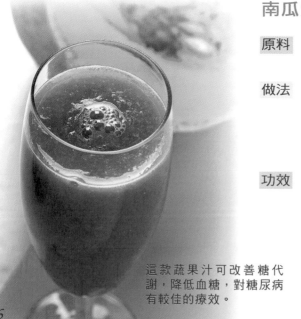

這款蔬果汁可改善糖代謝，降低血糖，對糖尿病有較佳的療效。

南瓜黃瓜汁

原料　南瓜 100 克，黃瓜 1 根，白開水 1 杯。

做法　南瓜洗淨，去皮，去籽，切成薄片，蒸熟；黃瓜洗淨，切成小塊。將南瓜、黃瓜放入榨汁機中，加白開水攪打。

功效　黃瓜富含維他命 B1，能改善大腦和神經系統功能，有安神定志、輔助治療失眠症的作用。南瓜富含胡蘿蔔素、維他命 C、鋅、鉀等，對神經衰弱、記憶力減退有效。

橘子鳳梨牛奶

原料　橘子 1 顆，鳳梨 1 塊，牛奶 100
　　　毫升。

做法　將橘子去皮，去籽；鳳梨去皮，
　　　浸泡鹽水 10 分鐘，切成小塊。
　　　將橘子、鳳梨和牛奶一起放入
　　　榨汁機攪打即可。

功效　牛奶有改善睡眠的功效，而橘
　　　子的清香則可催人入睡。這款
　　　蔬果汁可以緩解失眠症狀，還
　　　能美白肌膚。

橘子鳳梨牛奶

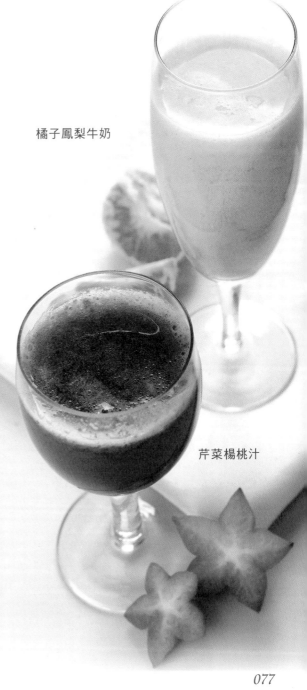

芹菜楊桃汁

原料　芹菜3根，楊桃1顆，葡萄10粒，
　　　白開水半杯。

做法　芹菜洗淨，切成小段；楊桃洗
　　　淨，切成小塊；葡萄洗淨，去皮，
　　　去籽。將上述原料和白開水放
　　　入榨汁機攪打即可。

功效　芹菜有消除緊張、鎮靜情緒
　　　的作用，和楊桃、葡萄一同榨
　　　汁，能緩解失眠，消除便秘，
　　　還有預防高血壓及動脈硬化
　　　的功效。

芹菜楊桃汁

橘子番茄汁

原料 橘子1顆,番茄1顆,果糖適量,
白開水半杯。

做法 橘子去皮,去籽;番茄去蒂,洗
淨,切成小塊。將所有原料放
入榨汁機攪打即可。

功效 這款蔬果汁能補充維他命B群,
對改善大腦和神經系統功能有
利,還能夠改善失眠,也是排
毒瘦身、美白去斑的佳飲。

黃瓜蜂蜜汁

原料 黃瓜1根,蜂蜜適量,白開水
1杯。

做法 黃瓜洗淨,切段。將黃瓜放入
榨汁機,加白開水攪打,調入
蜂蜜即可。

功效 這款蔬果汁富含維他命B1,能
有效促進身體的新陳代謝,達
到減肥、抗衰老及鎮靜的作用,
並增強記憶力,輔助治療失眠。

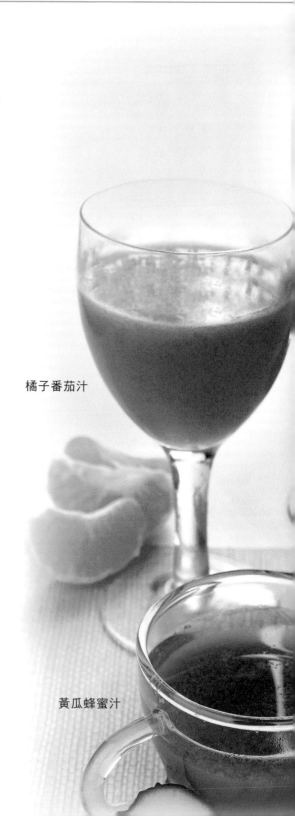

橘子番茄汁

黃瓜蜂蜜汁

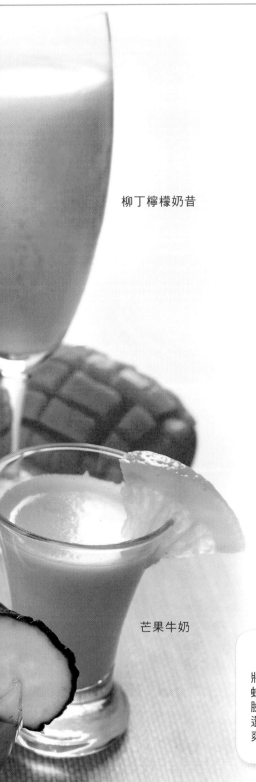

柳丁檸檬奶昔

芒果牛奶

柳丁檸檬奶昔

原料　柳丁半顆，檸檬半顆，蛋黃1顆，牛奶200毫升，蜂蜜適量。

做法　柳丁、檸檬去皮，切成小塊。將所有原料放入榨汁機攪打即可。

功效　柳丁、檸檬的芳香成分和牛奶、雞蛋所含的色氨酸有催眠作用，這款奶昔口感清爽，能清潔腸胃、美白肌膚、緩解失眠症狀。

芒果牛奶

原料　芒果1顆，牛奶200毫升，蜂蜜適量。

做法　芒果切半，去皮取肉，切成小塊。將芒果、牛奶放入榨汁機攪打，調入蜂蜜即可。

功效　芒果富含胡蘿蔔素和鈣，牛奶能鎮靜安神。二者製成蔬果汁，不但可以緩解精神緊張，而且能使皮膚光滑、柔嫩，並提高人體免疫力。

喝完果汁做面膜

將一張面膜紙直接泡在黃瓜蜂蜜汁中，然後用面膜紙敷臉，控油、補水的效果很好，還能美白肌膚，讓你的肌膚清爽一整天。

預防貧血

　　貧血的發病率極高,最常見的是缺鐵性貧血。人體缺鐵會影響體內血紅蛋白的合成,導致面色蒼白、頭暈、乏力、氣促、心悸等貧血症狀。平時應多吃含鐵豐富的食物,如瘦肉、豬肝、蛋黃及海帶、紫菜、木耳、香菇、豆類等。

　　水果中含有豐富的維他命 C 和果酸,可以促進鐵的吸收,所含葉酸也能製造紅血球所需的營養素。餐後適當吃些水果或喝一杯蔬果汁,是預防貧血的好方法。

改善失眠所需營養素

營養素	功效	蔬果
鐵	血紅素的主要元素,影響體內血紅蛋白的合成。	櫻桃、草莓、水蜜桃、蘋果、鳳梨、葡萄、芹菜、菠菜、辣椒、豇豆、豌豆、花椰菜。
維他命 C	促進鐵吸收。	櫻桃、草莓、奇異果、紅棗、香蕉、檸檬、橘子、蘋果、綠花椰菜、番茄、南瓜、芹菜、油菜。
葉酸	製造紅血球所需的營養素。	葡萄、酪梨、哈密瓜、柚子、包心菜、菠菜、南瓜。

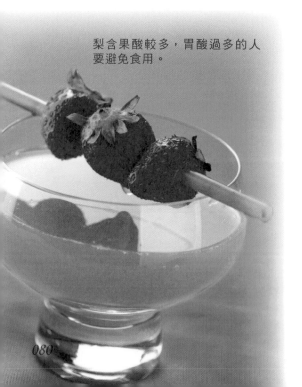

梨含果酸較多,胃酸過多的人要避免食用。

草莓梨子檸檬汁

原料　草莓15顆,梨1顆,檸檬汁適量,白開水1杯。

做法　草莓洗淨,去蒂,切成小塊;梨洗淨,去皮,去核,切成小塊;將草莓、梨和白開水放入榨汁機攪打,再調入檸檬汁即可。

功效　草莓富含維他命 C,能促進鐵的吸收。這款蔬果汁能促進消化吸收,有助於預防貧血,還能潤肺生津、健脾、解酒、美白亮膚。

櫻桃汁

原料　櫻桃 30 顆，蜂蜜適量，白開水
　　　1 杯。

做法　櫻桃洗淨，去核，和白開水一
　　　同放進榨汁機攪打，再調入蜂
　　　蜜即可。

功效　櫻桃含鐵量高，榨汁飲用可提
　　　升營養吸收，有利於改善缺鐵
　　　性貧血；還具有潤澤、紅潤皮
　　　膚的作用，可消除皮膚暗瘡疤
　　　痕。

芹菜柚子汁

原料　芹菜1根，柚子2瓣，白開水1杯，
　　　蜂蜜適量。

做法　芹菜洗淨，留葉，切成小段；柚
　　　子去皮去籽，切成小塊。將芹
　　　菜、柚子和白開水一同放進榨
　　　汁機攪打，再調入蜂蜜即可。

功效　芹菜富含維他命 C，能促進鐵
　　　的吸收；柚子富含葉酸，能製
　　　造紅血球所需的營養素。二者
　　　一同榨汁，除了預防貧血，還
　　　能排毒養顏、減肥瘦身。

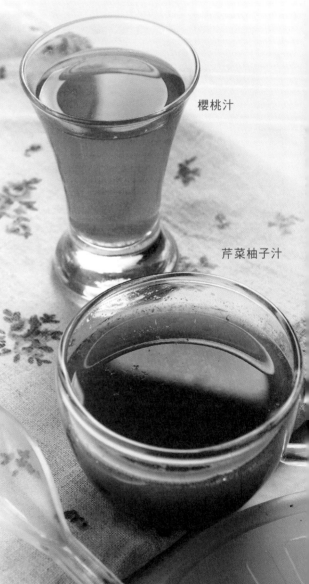

櫻桃汁

芹菜柚子汁

雙桃美味汁

原料 櫻桃 10 顆,水蜜桃 1 顆,檸檬汁適量。

做法 櫻桃、水蜜桃分別洗淨,水蜜桃去核,切成小塊,櫻桃去柄。將上述原料放入榨汁機中,加檸檬汁榨汁。

功效 櫻桃與水蜜桃的汁水充足,生津解渴,其中櫻桃含鐵量高,飲服鮮櫻桃汁有利於改善缺鐵性貧血,使肌膚紅潤、亮澤。

綠花椰菜鳳梨汁

原料 綠花椰菜 100 克,鳳梨 1/4 顆,蜂蜜適量,白開水半杯。

做法 綠花椰菜洗淨,切成小塊;鳳梨去皮,放入鹽水中浸泡 10 分鐘,切成小塊。將綠花椰菜、鳳梨和白開水倒入榨汁機攪打,再調入蜂蜜即可。

功效 綠花椰菜和鳳梨均富含維他命 C,能促進鐵的吸收,預防缺鐵性貧血,並達到美白瘦身的功效。

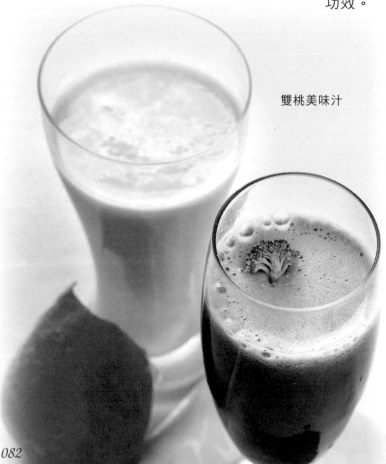

雙桃美味汁

綠花椰菜鳳梨汁

蘋果菠菜汁

原料　蘋果半顆，菠菜1小把，檸檬1/4顆，蜂蜜適量，白開水1杯。

做法　蘋果洗淨，去核，切成小塊；菠菜洗淨，切小段；檸檬去皮。將上述原料放入榨汁機中，加白開水攪打，再調入蜂蜜即可。

功效　蘋果富含鐵，菠菜富含葉酸，二者一同榨汁飲用，不但能刺激腸胃蠕動，促進排便，還能預防缺鐵性貧血。

葡萄優酪乳

原料　葡萄15～20粒，優酪乳150毫升，檸檬汁、蜂蜜各適量，白開水半杯。

做法　葡萄洗淨，去皮去籽，和優酪乳、檸檬汁、白開水一起放入榨汁機攪打，再調入蜂蜜即可。

功效　這款蔬果汁富含鐵、鈣和維他命C，能防止貧血，使臉色紅潤有光澤。

葡萄優酪乳

喝完果汁做面膜
葡萄優酪乳加入適量麵粉製成面膜，具有保濕、美白、收縮毛孔和抗氧化的功效，能令肌膚彈力十足。

蘋果菠菜汁

083

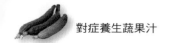

改善畏寒症狀

　　畏寒的人多為女性，因為女性的肌肉量比男性少，皮膚表面溫度也低，加上女性患貧血和低血壓的人也較多，以及女性月經期會使腹部血流不暢，導致畏寒。

　　改善我們的生活習慣，對於改善畏寒是很有效的。另外，對抗畏寒最有效的營養素當屬維他命 E，它除了能促進血液循環，還可調節激素分泌，加快全身新陳代謝，改善畏寒症狀。

改善畏寒症狀所需營養素

營養素	功效	蔬果
維他命 A	阻止病原體入侵。	芒果、哈密瓜、紅蘿蔔、南瓜。
蛋白質	補充體力。	芒果、哈密瓜。
維他命 E	促進血液循環，增強禦寒力。	香瓜、蘋果、橘子、楊桃、鳳梨、南瓜、韭菜、芹菜、薑、香菜、紅薯。
鐵	是血紅素的主要元素，影響體內血紅蛋白的合成。	櫻桃、李子、草莓、水蜜桃、蘋果、鳳梨、葡萄、芹菜、菠菜、辣椒、豇豆、豌豆、花椰菜。
維他命 C	增強抵抗力。	櫻桃、柚子、紅棗、南瓜、香瓜、香蕉、玉米。

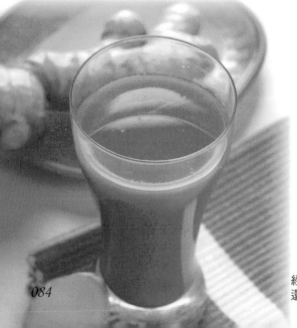

紅蘿蔔蘋果生薑汁

原料　紅蘿蔔半根，蘋果 1 顆，生薑 1 片，檸檬汁、紅糖、白開水各適量。

做法　紅蘿蔔、蘋果均洗淨，蘋果去核，分別切塊。將所有原料放入榨汁機攪打即可。

功效　紅蘿蔔除了含有維他命、胡蘿蔔素之外，還含有鈣、鐵、磷等。這款蔬果汁能改善血液循環，緩解畏寒。

經常飲用這款蔬果汁，還有助於緩解痛經。

香瓜紅蘿蔔芹菜汁

原料　香瓜 1 顆，紅蘿蔔半根，芹菜 1
　　　根，檸檬汁、蜂蜜各適量。

做法　香瓜洗淨，去皮，去籽；紅蘿蔔
　　　洗淨，切成小塊；芹菜洗淨，切
　　　段。將所有原料放入榨汁機攪
　　　打即可。

功效　富含維他命 E，可以促進血液
　　　循環和體內新陳代謝，改善畏
　　　寒症狀。

香瓜紅蘿蔔芹菜汁

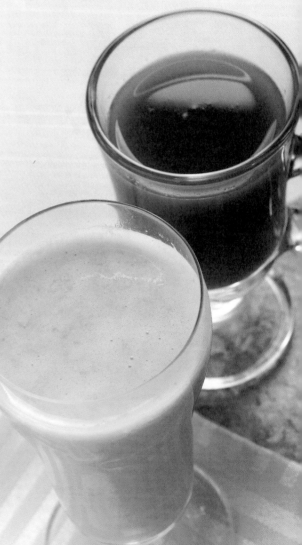

南瓜牛奶

南瓜牛奶

原料　南瓜 100 克，牛奶 150 毫升，芹
　　　菜 1 根，蜂蜜適量。

做法　南瓜洗淨，去皮，去籽，切成小
　　　塊，蒸熟；芹菜洗淨，切段。將
　　　上述原料放入榨汁機攪打。

功效　南瓜富含胡蘿蔔素、維他命 C、
　　　維他命 E 及礦物質。這款蔬果
　　　汁可以改善畏寒症狀，還有美
　　　白潤膚的功效。

柚子汁

原料　柚子2瓣，柚子皮少量，熱開水1杯。

做法　柚子去皮，去籽，切成小塊；柚子皮切成小塊。將上述原料放入榨汁機攪打，調入熱開水即可。

功效　柚子皮含有維他命C、維他命P，能增強抵抗力及強化血管。熱的柚子汁能讓身體溫暖，還有排毒瘦身的功效。

李子優酪乳

原料　李子2顆，香蕉半根，檸檬汁適量，優酪乳200毫升。

做法　李子洗淨，去核，切成塊；香蕉去皮，切成小段。將所有原料放入榨汁機攪打即可。

功效　李子含有鈣、鐵、鉀等礦物質，以及豐富的維他命A與維他命B群。飲用這款蔬果汁，能補充能量，溫暖身體。

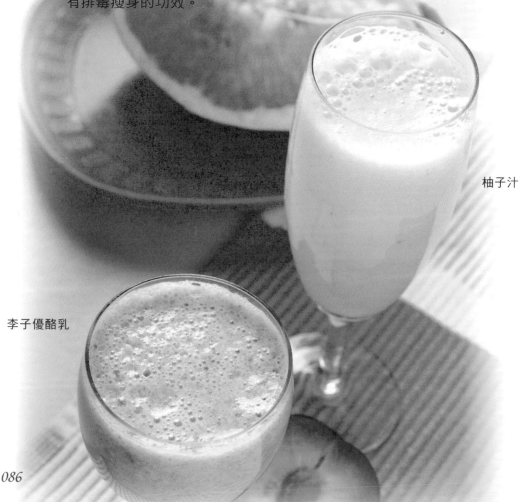

柚子汁

李子優酪乳

玉米牛奶

原料　甜玉米 1 根，生薑 1 片，牛奶 1 杯。

做法　甜玉米粒和生薑、牛奶放入榨汁機攪打即可。

功效　這款蔬果汁富含蛋白質、鈣、磷、鐵等營養素，易於消化吸收，能為身體提供能量，改善畏寒，還有美白護膚的功效。

楊桃鳳梨汁

原料　楊桃 1 顆，鳳梨 1/4 顆，白開水半杯。

做法　楊桃削邊，切成小塊；鳳梨去皮，浸泡鹽水 10 分鐘，切成小塊。將楊桃、鳳梨和白開水放入榨汁機攪打即可。

功效　富含維他命 E，能改善畏寒症狀、平復焦慮不安的情緒，還能消脂瘦身。

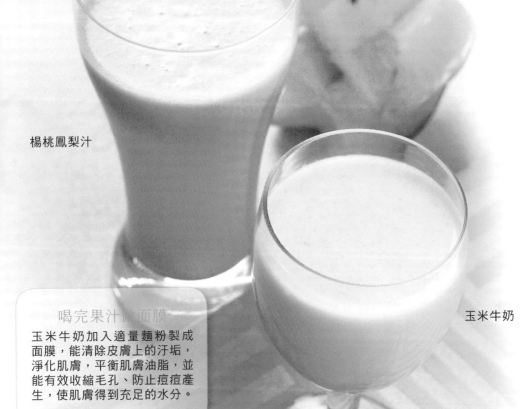

楊桃鳳梨汁

玉米牛奶

喝完果汁做面膜

玉米牛奶加入適量麵粉製成面膜，能清除皮膚上的汙垢，淨化肌膚，平衡肌膚油脂，並能有效收縮毛孔、防止痘痘產生，使肌膚得到充足的水分。

預防子宮肌瘤

　　子宮肌瘤易造成貧血和營養不良，影響月經，導致不孕，產生壓迫症狀。因此，女性應做好居家防治措施。除了定期婦檢，還要避免人工流產，合理安排膳食。醫學上認為，子宮肌瘤和雌激素高有很大的關係。因此女性應該多吃含蛋白質、維他命豐富的食物。而桂圓、紅棗、阿膠、蜂王漿等熱性、凝血性和含激素高的食品，應避免過多食用。

預防子宮肌瘤所需營養素

營養素	功效	蔬果
鐵	是血紅素的主要元素，影響體內血紅蛋白的合成。	櫻桃、草莓、水蜜桃、蘋果、鳳梨、葡萄、芹菜、菠菜、辣椒、豇豆、豌豆、花椰菜、葡萄乾。
維他命 C	促進鐵吸收，增強抵抗力。	櫻桃、草莓、奇異果、香蕉、橘子、柳丁、綠花椰菜、番茄、南瓜、芹菜、油菜。
葉酸	製造紅血球所需的營養素。	葡萄、酪梨、哈密瓜、柚子、包心菜、菠菜、南瓜。

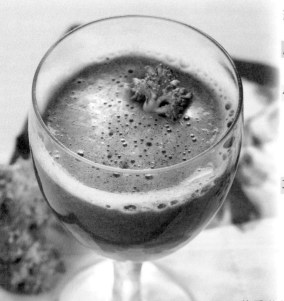

綠花椰菜番茄汁

原料　綠花椰菜 50 克，番茄 1 顆，白開水半杯。

做法　將綠花椰菜洗淨，掰成小朵，莖切成小塊；番茄去蒂，洗淨，切成小塊。所有原料放入榨汁機中攪打即可。

功效　綠花椰菜有「防癌明星」的美譽，富含膳食纖維、維他命 C、鈣和鐵，搭配富含維他命的番茄，能預防貧血，增強身體抵抗力，還能讓皮膚細嫩光滑。

將番茄搗爛取汁加少許白糖塗面，能使皮膚細緻光滑。

香蕉柳丁蛋蜜汁

原料　香蕉半根，柳丁1顆，蛋黃1顆，
　　　白開水半杯。

做法　香蕉去皮，切段；柳丁切成4塊，
　　　去皮，去籽。將所有原料倒入
　　　榨汁機攪打即可。

功效　這款蔬果汁富含維他命，預防
　　　貧血，還能增強人體免疫力，
　　　改善膚質。

葡萄柚葡萄乾牛奶

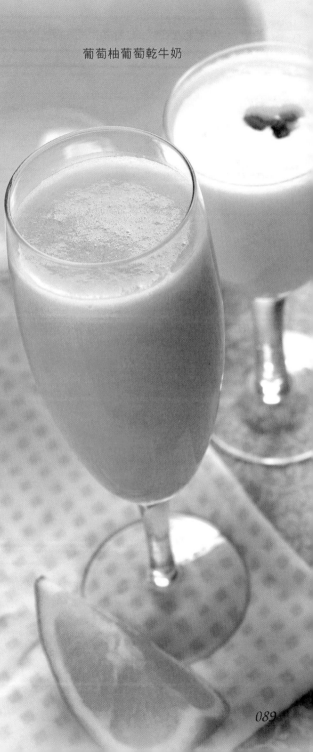

香蕉柳丁蛋蜜汁

葡萄柚葡萄乾牛奶

原料　葡萄柚半顆，葡萄乾 30 克，牛
　　　奶150毫升。

做法　葡萄柚去皮，去籽，和葡萄
　　　乾、牛奶一起放入榨汁機攪打
　　　即可。

功效　葡萄柚富含葉酸，牛奶富含蛋
　　　白質，葡萄乾富含鐵質。這款
　　　蔬果汁能增強身體抵抗力，預
　　　防疾病，還能美白潤膚。

喝完果汁做面膜
草莓番茄汁加入適量麵粉和蜂蜜製成面膜，能清潔肌膚，收縮毛孔，使皮膚色素沉澱減輕，亮白膚色。

菠菜紅蘿蔔牛奶

草莓番茄汁

香蕉葡萄汁

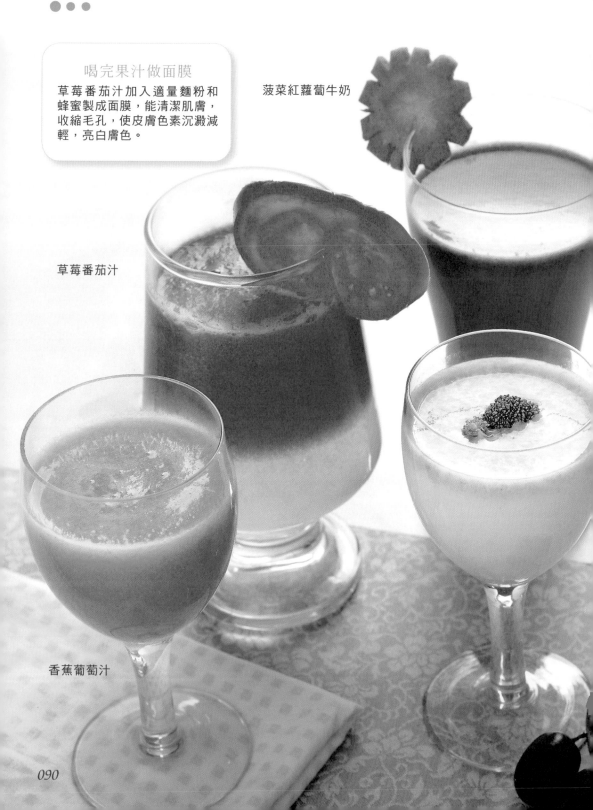

草莓番茄汁

原料　草莓6顆，番茄1顆，檸檬汁適量，白開水半杯。

做法　草莓、番茄去蒂，洗淨，切成小塊；放入榨汁機，加入白開水攪打，再調入檸檬汁攪拌即可。

功效　草莓、番茄富含鐵和維他命，檸檬也富含維他命。這款蔬果汁不但能抵抗疾病入侵，還能美容瘦身、去斑美白，讓肌膚充滿活力。

菠菜紅蘿蔔牛奶

原料　菠菜50克，紅蘿蔔1根，牛奶150毫升，蜂蜜適量。

做法　菠菜洗淨，切段；紅蘿蔔洗淨，切塊。將菠菜、紅蘿蔔和牛奶放入榨汁機攪打，再調入蜂蜜即可。

功效　紅蘿蔔富含鐵和 β - 胡蘿蔔素，牛奶富含蛋白質、鈣等營養素，能增強人體免疫力，抵抗疾病。常飲還能讓肌膚白裡透紅。

綠花椰菜牛奶

香蕉葡萄汁

原料　香蕉1根，葡萄10粒，蜂蜜適量，白開水半杯。

做法　香蕉剝皮，切段；葡萄洗淨，去籽。將香蕉、葡萄和白開水放入榨汁機攪打，再調入蜂蜜即可。

功效　香蕉、葡萄富含鐵和維他命，能補充人體所需營養，還能讓肌膚水潤有彈性。

香蕉綠花椰菜牛奶

原料　綠花椰菜100克，香蕉1根，牛奶100毫升。

做法　綠花椰菜洗淨，掰成小朵，莖切成小塊；香蕉去皮，切成小段。將綠花椰菜、香蕉和牛奶一起倒入榨汁機攪打即可。

功效　綠花椰菜是「防癌明星」；牛奶富含鈣；香蕉富含的維他命C能促進人體對鈣的吸收。這款蔬果汁不但能增強人體免疫力，還具有美白潤膚的功效。

預防乳腺增生

　　據調查顯示，75% 的乳腺疾病患者是乳腺增生，其發病原因主要是由於內分泌的激素失調。

　　乳腺癌患者的飲食非常重要，不宜吃高熱量、高脂肪的食品，以及低膳食纖維的肉、蛋類等酸性食物；應力求清淡適口，少吃厚味油膩的食物。

　　豆類、紅棗、大蒜、小麥麩、花椰菜、茴香、菠菜、冬瓜、小白菜、紅蘿蔔等都可以幫助女性減少絕經前乳腺癌的發生，而榨汁可以讓身體以最大限度吸收這些天然蔬果所含的營養。

預防乳腺增生所需營養素

營養素	功效	蔬果
維他命 C	增強抵抗力。	櫻桃、草莓、奇異果、香蕉、橘子、綠花椰菜、番茄、南瓜、芹菜、油菜、冬瓜、包心菜。
鈣	緩解壓力，消除焦慮。	芒果、香蕉、芭樂、芹菜。
維他命 B 群	調節身體內分泌的紊亂。	香蕉、柳丁、橘子、萵筍、油菜、黃瓜、綠花椰菜、紅蘿蔔、小白菜。
膳食纖維	刺激腸胃蠕動，潤滑腸道。	蘋果、鳳梨、楊桃、玉米、芹菜、苦瓜、菠菜、冬瓜、花椰菜、茴香、白蘿蔔。

柳丁蛋蜜汁

原料　柳丁 1 顆，蛋黃 1 顆，牛奶 200 毫升，蜂蜜適量。

做法　柳丁切成 4 塊，去皮去籽，和蛋黃、牛奶榨汁攪打，再調入蜂蜜即可。

功效　柳丁富含維他命 A、維他命 B 群、維他命 C、磷、鉀等，營養價值很高。這款蔬果汁可以促進排便，預防便秘及乳腺增生，還能增強抵抗力，美白肌膚。

膽固醇高的女性，製作時應去掉蛋黃。

白蘿蔔包心菜汁

原料　白蘿蔔半根，包心菜葉2片，花椰菜50克，白開水1杯，檸檬汁、蜂蜜各適量。

做法　將白蘿蔔、包心菜、花椰菜分別洗淨，切碎，放入榨汁機中加白開水榨汁，最後加檸檬汁和蜂蜜調味。

功效　包心菜、白蘿蔔均具有抗癌功效。這款蔬果汁能疏肝理氣、解鬱散結，適於乳腺小葉增生患者飲用。

白蘿蔔、包心菜等十字花科的蔬菜，都能解鬱散結，適宜乳腺小葉增生的女性。

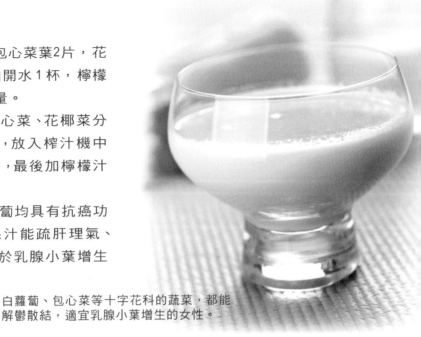

綠花椰菜紅蘿蔔茴香汁

原料　綠花椰菜50克，紅蘿蔔1根，茴香少許，白開水半杯。

做法　將綠花椰菜、紅蘿蔔、茴香分別洗淨；綠花椰菜掰成小朵，茴香切碎，紅蘿蔔切成小塊，一起放入榨汁機中，加半杯白開水榨汁。

功效　綠花椰菜能防癌，茴香能散結止痛，兩者搭配具有抗氧化、排毒功能的紅蘿蔔，很適合乳腺癌患者當作長期保健飲品，還能讓你的皮膚更細滑。

綠花椰菜應放入冰箱保存，否則容易變黃。

芒果香蕉牛奶

原料　芒果 1 顆，香蕉半根，牛奶 200
　　　毫升。

做法　芒果切半，去皮，去核，切成小
　　　塊；香蕉去皮，切段。將所有
　　　原料放入榨汁機攪打即可。

功效　這款蔬果汁富含鈣、維他命 B
　　　群、維他命 C 等營養素，能緩
　　　解抑鬱，調節身體內分泌的紊
　　　亂，增強免疫力，還有美白嫩
　　　膚的功效。

芒果香蕉牛奶

小白菜香蕉牛奶

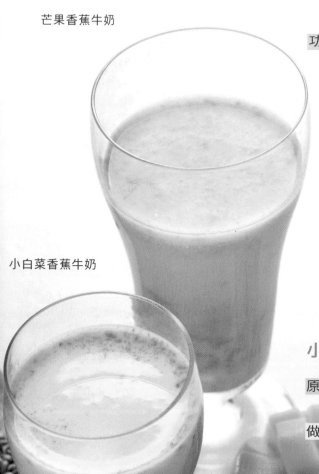

小白菜香蕉牛奶

原料　小白菜 70 克，香蕉半根，牛奶
　　　100 毫升，檸檬汁適量。

做法　小白菜洗淨，切段；香蕉去皮，
　　　切段。所有原料放入榨汁機攪
　　　打即可。

功效　小白菜含有維他命 B 群，能調
　　　節內分泌，和香蕉、牛奶榨汁，
　　　能增強人體免疫力，促進腸胃
　　　消化，還有排毒養顏的功效。

綠花椰菜奇異果汁

原料　綠花椰菜 100 克，奇異果 1 顆，牛奶 100 毫升。

做法　綠花椰菜洗淨，掰成小朵，莖切成小塊；奇異果去皮，切成小塊。將所有原料倒入榨汁機攪打即可。

功效　綠花椰菜是富含膳食纖維、維他命 B 群、維他命 C、鈣和鐵，搭配富含維他命的奇異果，能增強身體抵抗力，抵禦疾病，還能讓你的皮膚更細滑。

番茄牛奶

原料　番茄 1 顆，牛奶 200 毫升，蜂蜜適量。

做法　番茄去蒂，洗淨，切塊，和牛奶放入榨汁機攪打，再調入蜂蜜即可。

功效　這款蔬果汁可增強體力和耐力，還有美白潤膚、改善膚色暗沉的功效。

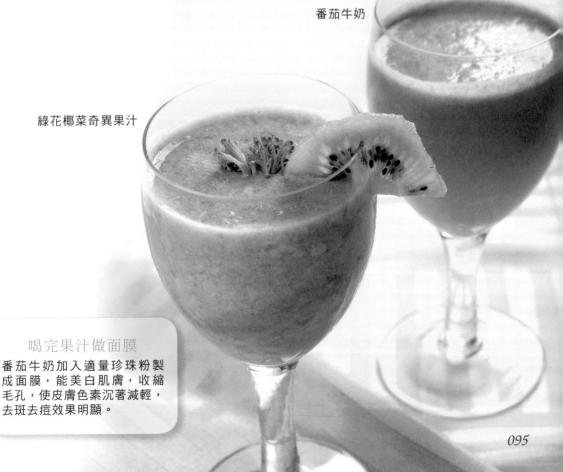

番茄牛奶

綠花椰菜奇異果汁

喝完果汁做面膜
番茄牛奶加入適量珍珠粉製成面膜，能美白肌膚，收縮毛孔，使皮膚色素沉著減輕，去斑去痘效果明顯。

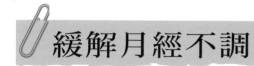
緩解月經不調

很多女性在月經期間，除了生理上會感到不適外外，心理上也會變得煩躁，如何防治女性月經不調的症狀呢？

月經不調的女性在行經及經後，應多攝取一些鐵、鎂、鈣，同時補充維他命 D、維他命 C，以幫助鈣的吸收，鋅、銅、維他命 B6 的補充量應避免高於正常水準。

緩解月經不調所需營養素

營養素	功效	蔬果
鐵	是血紅素的主要元素，影響體內血紅蛋白的合成。	水蜜桃、蘋果、鳳梨、葡萄、芹菜、菠菜、辣椒、豇豆、豌豆、花椰菜。
維他命 C	促進鐵吸收，增強抵抗力。	櫻桃、草莓、奇異果、香蕉、橘子、鳳梨、綠花椰菜、番茄、南瓜、芹菜、油菜、紅棗。
鎂	穩定情緒。	楊桃、桂圓、葡萄、香蕉、檸檬、橘子、莧菜、辣椒、蘿蔔、玉米。
鈣	緩解壓力，消除焦慮。	芒果、香蕉、芭樂、芹菜。

芹菜蘋果紅蘿蔔汁

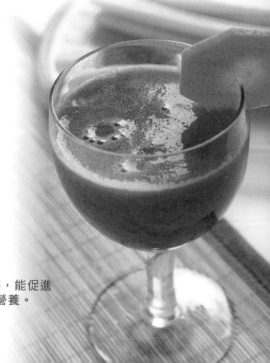

原料 芹菜 1 根，蘋果 1 顆，紅蘿蔔 1 根，溫開水半杯。

做法 芹菜去葉後洗淨，切成小段；蘋果、紅蘿蔔洗淨，蘋果去核，分別切成小塊。將所有原料放入榨汁機攪打即可。

功效 有鎮定神經的功效，對月經不調引起的情緒不穩定有改善作用，還有抗氧化、抗衰老的功效。

將蔬果汁含在口中至少 30 秒後再下嚥，能促進口腔中的消化酶分泌，有效消化吸收營養。

薑棗橘子汁

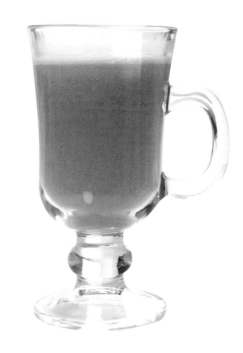

原料　橘子1顆，紅棗10顆，薑1小塊，
　　　溫開水半杯。

做法　將橘子洗淨，連皮切成小塊；
　　　紅棗洗淨，切開，去核；薑洗淨，
　　　切碎。將上述原料放入榨汁機，
　　　加半杯溫開水榨汁。

功效　有暖宮散寒的效果，對於小腹
　　　疼痛發冷、經量少但顏色發黑
　　　症狀的寒性痛經有食療作用。

暖宮散寒，適用於月經不調。

生薑蘋果汁

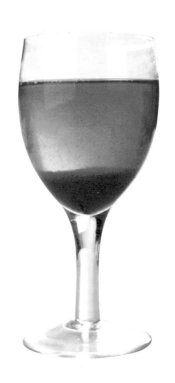

原料　生薑汁 1 勺，蘋果 1/4 顆，紅茶
　　　包 1 個，開水 1 杯。

做法　將紅茶包用開水泡一會，取出
　　　茶包丟棄；蘋果洗淨，切成小
　　　塊。將所有原料放入榨汁機攪
　　　打即可。

功效　在月經期間喝加入薑的熱飲，
　　　可促進血液循環，緩解經期疼
　　　痛，改善膚色。

解表散寒，可緩解經期疼痛。

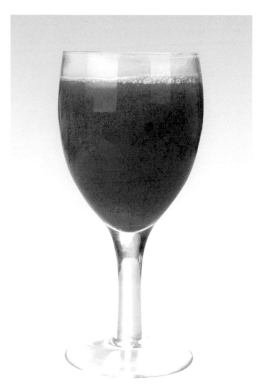

包心菜榨成汁飲用,對治療胃潰瘍
也有好處。

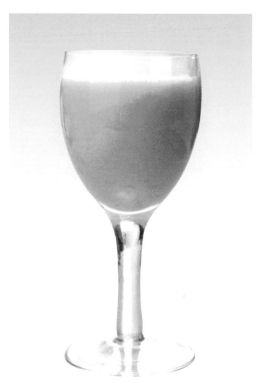

在早飯和晚飯前飲用,可以促進
食物消化和脂肪燃燒。

小番茄包心菜汁

原料　小番茄 20 顆,包心菜 3 片,芹
　　　菜 1 根,溫開水 1 杯。

做法　將小番茄去蒂洗淨,切成對半;
　　　包心菜洗淨,切成適當大小;
　　　芹菜去葉洗淨,切段。將所有
　　　原料放入榨汁機攪打即可。

功效　小番茄是一種好吃且低熱量的
　　　蔬果。這款蔬果汁能緩解月經
　　　期間的不舒服症狀,還有美白、
　　　去斑、瘦身的功效。

鳳梨豆漿

原料　鳳梨 1 塊,香蕉 1 根,熱豆漿
　　　半杯。

做法　鳳梨、香蕉去皮,鳳梨浸泡鹽
　　　水 10 分鐘,切塊,將所有原料
　　　放入榨汁機攪打即可。

功效　鳳梨可增加血清素,能緩解月
　　　經前的焦躁不安、頭疼及胸部
　　　腫脹等症狀。這款飲品還能減
　　　肥瘦身。

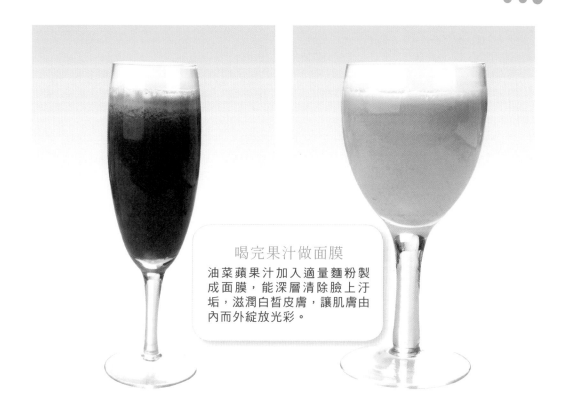

喝完果汁做面膜

油菜蘋果汁加入適量麵粉製成面膜，能深層清除臉上汙垢，滋潤白皙皮膚，讓肌膚由內而外綻放光彩。

油菜蘋果汁

原料　油菜40克，蘋果1顆，檸檬汁、蜂蜜各適量，溫開水半杯。

做法　油菜洗淨，切段；蘋果洗淨，去核，切成小塊。將油菜、蘋果和溫開水放入榨汁機攪打，再調入檸檬汁和蜂蜜即可。

功效　油菜富含鐵、鈣質及維他命C、葉綠素，是製作蔬果汁的好原料。常飲油菜蘋果汁，能補充鈣與女性月經期間所流失的鐵，還可緩解動脈硬化、便秘及高血壓。

蘋果甜橙薑汁

原料　柳丁2顆，蘋果半顆，生薑汁2勺，溫開水半杯。

做法　柳丁切成4塊，去皮去籽；蘋果洗淨，去核，切成小塊。將柳丁、蘋果和溫開水放入榨汁機攪打，再調入薑汁即可。

功效　可促進血液循環，緩解月經不適。

緩解孕期不適

女性在孕期需要補充兩個人的營養，飲食既要健康又要營養。要忌煙酒、速食，並暫離咖啡因。

孕前和孕期首要補葉酸，多吃萵筍、菠菜、青菜、油菜、奶白菜、橘子、草莓、櫻桃、黃豆、核桃、栗子、小麥胚芽、動物肝臟等富含葉酸的食物，有利於胎兒的神經系統健康。將蔬果一起榨汁飲用，別有一番滋味，對孕期胃口不佳的媽媽，補充不少營養！

緩解孕期不適所需營養素

營養素	功效	蔬果
鐵	是血紅素的主要元素，影響體內血紅蛋白的合成。	草莓、水蜜桃、蘋果、鳳梨、葡萄、芹菜、菠菜、甜椒、豇豆、豌豆、花椰菜。
維他命C	促進鐵吸收，增強抵抗力。	草莓、奇異果、蘆柑、香蕉、橘子、柳丁、芭樂、綠花椰菜、番茄、南瓜、芹菜、油菜。
葉酸	製造紅血球所需營養素。	葡萄、酪梨、橘子、草莓、櫻桃、哈密瓜、柚子、包心菜、菠菜、南瓜、萵筍。
膳食纖維	刺激腸胃蠕動，防治便秘。	蘋果、鳳梨、楊桃、芒果、玉米、芹菜、韭菜、白菜、蘿蔔、紅薯。

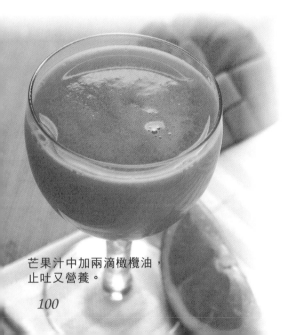

芒果汁中加兩滴橄欖油，止吐又營養。

芒果蘋果橙汁

原料 芒果1顆，柳丁1顆，蘋果1顆，蜂蜜適量，白開水半杯。

做法 芒果去皮，去核，切成小塊；柳丁切成4塊，去皮，去籽；蘋果洗淨，去核，切成小塊。將所有原料放入榨汁機攪打，再調入蜂蜜即可。

功效 富含維他命C和膳食纖維，能為胎兒補充營養，也能促進孕媽媽新陳代謝，淨化腸道，還能讓孕媽媽的肌膚白裡透紅，水潤光滑。

馬鈴薯蘆柑薑汁

原料　馬鈴薯 1 個，蘆柑 1 個，生薑 2 片，白開水半杯。

做法　馬鈴薯洗淨，去皮，切成小片，用微波爐烤熟；生薑去皮，洗淨；蘆柑去皮，去籽。將上述原料依次放入榨汁機中，加半杯白開水榨汁。

功效　富含蛋白質與多種維他命，對孕媽媽有止嘔的食療效果。

紅薯香蕉杏仁汁

原料　馬鈴薯1個，蘆柑1個，生薑2片，白開水半杯。

做法　馬鈴薯洗淨，去皮，切成小片，用微波爐烤熟；生薑去皮，洗淨；蘆柑去皮，去籽。將上述原料依次放入榨汁機中，加半杯白開水榨汁。

功效　富含蛋白質與多種維他命，對孕媽媽有止嘔的食療效果。

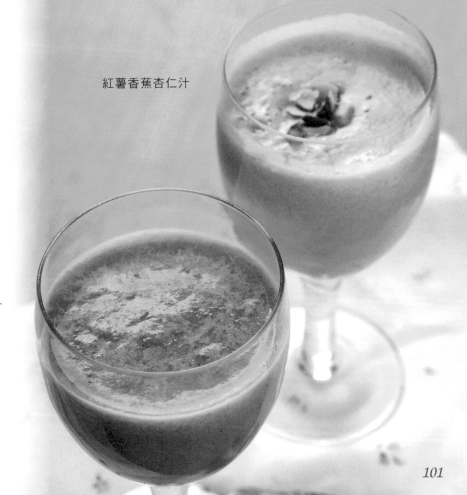

紅薯香蕉杏仁汁

馬鈴薯蘆柑薑汁

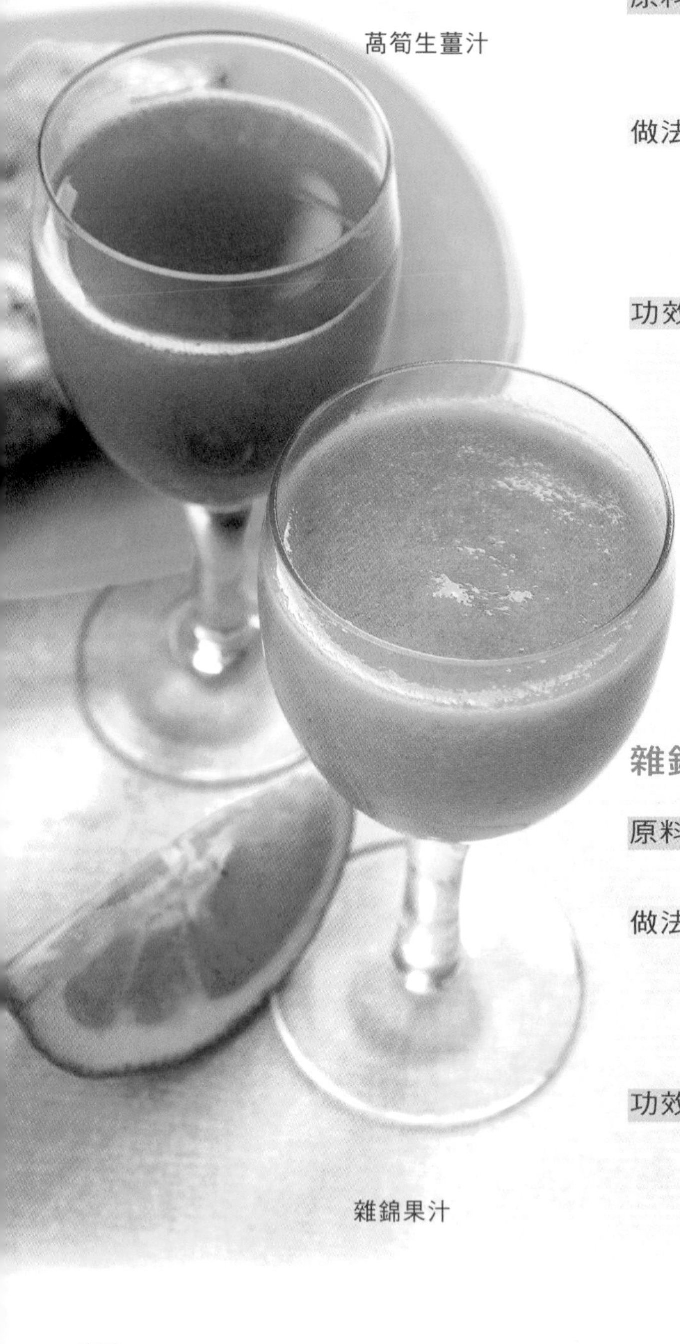

萵筍生薑汁

萵筍生薑汁

原料　萵筍2根，生薑1塊，紅蘿蔔1根，蘋果1顆，檸檬汁適量，白開水半杯。

做法　萵筍洗淨去皮，切片；生薑、紅蘿蔔、蘋果分別洗淨，切成小塊。將所有原料依次放入榨汁機中攪打即可。

功效　生薑不僅能幫助消化，還能緩解孕吐，與富含膳食纖維和葉酸的萵筍一同榨汁能增進食慾，特別適合孕媽媽飲用。

雜錦果汁

原料　奇異果1顆，芭樂1顆，鳳梨1塊，柳丁1顆。

做法　奇異果、鳳梨、柳丁去皮，切小塊，鳳梨泡鹽水10分鐘；芭樂去籽，切小塊。將所有原料放入榨汁機攪打即可。

功效　奇異果解熱止渴；芭樂保健養顏；柳丁滋養潤肺、消除疲勞。這款蔬果汁富含天然維他命，能補充孕媽媽和胎兒所需的營養。

雜錦果汁

蜜桃橙汁

原料　水蜜桃 2 顆，柳丁 1 顆，白開水半杯。

做法　水蜜桃洗淨、去皮、去核，柳丁去皮、去籽，均切成小塊。將所有原料放入榨汁機攪打即可。

功效　水蜜桃含大量胡蘿蔔素，讓胎兒眼睛清澈明亮，同時讓孕媽媽的肌膚像水蜜桃一樣水潤。

香蕉蜜桃牛奶

原料　香蕉 1 根，水蜜桃 1 顆，牛奶 100 毫升。

做法　香蕉去皮，切段；水蜜桃洗淨，去皮，去核。將所有原料放入榨汁機攪打即可。

功效　香蕉能促進排便，排毒養顏；水蜜桃含有人體所需的維他命；牛奶能補鈣。這款蔬果汁能滿足孕媽媽和胎兒的多種營養需求。

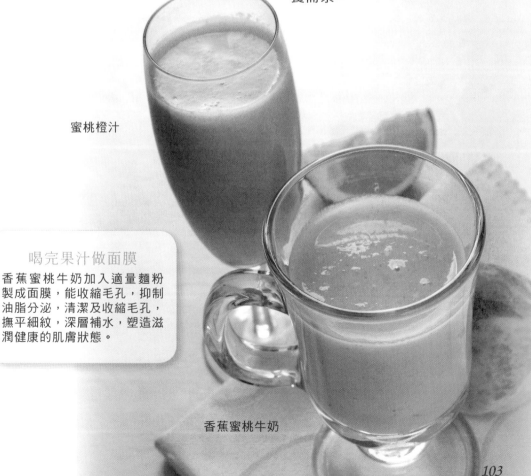

蜜桃橙汁

喝完果汁做面膜
香蕉蜜桃牛奶加入適量麵粉製成面膜，能收縮毛孔，抑制油脂分泌，清潔及收縮毛孔，撫平細紋，深層補水，塑造滋潤健康的肌膚狀態。

香蕉蜜桃牛奶

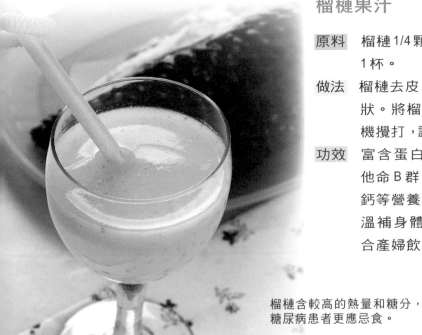

產後恢復

寶寶出生後，媽媽既要攝取足夠的營養來補充體力，又要為寶寶的哺乳做好準備，此時對營養的需求非常迫切。媽媽如果喝對蔬果汁，就能為自己和寶寶的健康加分。

產後恢復所需營養素（部分）

營養素	功效	蔬果
鐵	是血紅素的主要元素，影響體內血紅蛋白的合成。	櫻桃、草莓、水蜜桃、蘋果、鳳梨、葡萄、榴槤、芹菜、菠菜、辣椒、豇豆、豌豆、花椰菜。
維他命 C	加速產後恢復，增強抵抗力。	櫻桃、草莓、奇異果、香蕉、橘子、綠花椰菜、番茄、南瓜、芹菜、油菜。
膳食纖維	刺激腸胃蠕動，防治便秘。	蘋果、鳳梨、楊桃、芒果、玉米、芹菜、白菜、蘿蔔、紅薯、山藥。
鈣	消除焦慮，補充鈣質。	香蕉、芭樂、小白菜、茴香、芹菜。

榴槤果汁

原料 榴槤1/4顆，白糖適量，白開水1杯。

做法 榴槤去皮，去核，洗淨，切成片狀。將榴槤和白開水放入榨汁機攪打，調入白糖即可。

功效 富含蛋白質、碳水化合物、維他命B群、維他命C、膳食纖維、鈣等營養素，常飲可健脾補氣，溫補身體，氣色紅潤，尤其適合產婦飲用。

榴槤含較高的熱量和糖分，肥胖者應少吃，糖尿病患者更應忌食。

豆漿蔬果汁

原料　豆漿半杯，紅蘿蔔2根，蘋果半顆，檸檬汁、蜂蜜各適量。

做法　紅蘿蔔、蘋果均洗淨，蘋果去核，分別切成小塊。將所有原料放入榨汁機攪打即可。

功效　這款蔬果汁含優質的蛋白質、亞麻仁油酸及卵磷脂等，可幫助消化。產後多喝豆漿蔬果汁，可使產後乳汁分泌良好。

番茄綜合蔬果汁

原料　番茄1顆，蘋果半顆，小麥胚芽1/2勺，檸檬汁、鹽各適量。

做法　番茄去蒂，洗淨，切成小塊；蘋果洗淨，去核，切成小塊。將所有原料放入榨汁機攪打即可。

功效　番茄、蘋果、檸檬及小麥胚芽可以補充維他命 B 群及維他命 C，加速產後恢復，是產婦的理想蔬果汁。

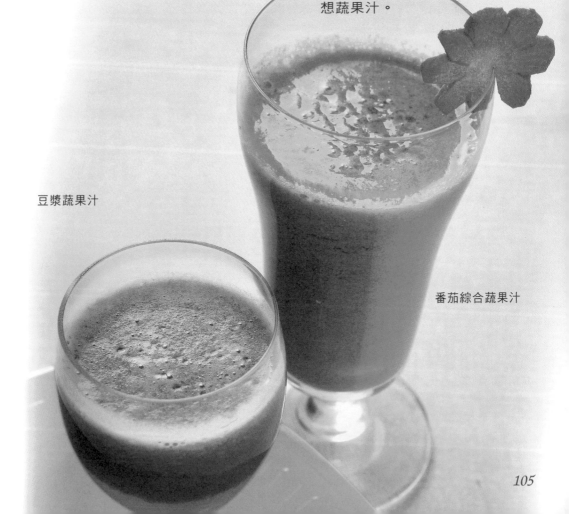

豆漿蔬果汁

番茄綜合蔬果汁

山藥牛奶

原料　山藥半根，蜂蜜適量，牛奶
　　　1杯。

做法　山藥洗淨、去皮，切小片，放
　　　入榨汁機中，加牛奶榨汁，調
　　　入蜂蜜即可飲用。

功效　產婦食用山藥，可改善產後少
　　　乳現象。

菠菜蘋果汁

原料　蘋果半顆，菠菜50克，脫脂
　　　奶粉、檸檬汁各適量，白開水
　　　半杯。

做法　菠菜洗淨、切段；蘋果洗淨、
　　　切塊；脫脂奶粉加水充分溶
　　　解。將所有原料放入榨汁機攪
　　　打即可。

功效　菠菜富含胡蘿蔔素和鐵，有
　　　造血功能；脫脂牛奶的優質
　　　蛋白質能促進血液中的血紅
　　　素的生成。產後飲用這款蔬
　　　果汁能補血，使新媽媽的面
　　　色紅潤。

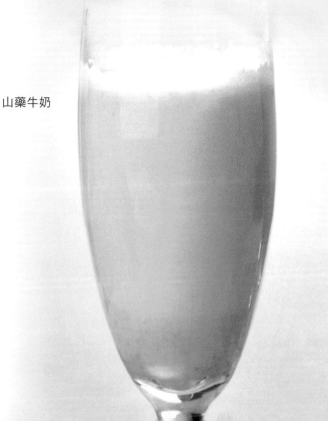

山藥牛奶

菠菜蘋果汁

南瓜芝麻牛奶

原料　南瓜 50 克，牛奶 200 毫升，白
　　　芝麻、蜂蜜各適量。

做法　南瓜洗淨，去皮，蒸熟，切塊；
　　　白芝麻炒熟後磨成粉。將所有
　　　原料放入榨汁機攪打即可。

功效　南瓜富含胡蘿蔔素和維他命
　　　C，芝麻富含脂肪、蛋白質、鈣、
　　　鐵、維他命 B 群等。產後多飲
　　　用這款蔬果汁，能補充體力。

花椰菜蘋果汁

原料　花椰菜 80 克，蘋果半顆，脫
　　　脂奶粉、蜂蜜各適量，白開水
　　　半杯。

做法　花椰菜洗淨、切塊；蘋果洗淨、
　　　切塊；脫脂奶粉加水充分溶
　　　解。將所有原料放入榨汁機攪
　　　打即可。

功效　花椰菜含有蛋白質、鈣及胡蘿
　　　蔔素，蘋果富含維他命和礦物
　　　質，和富含優質蛋白質的脫脂
　　　牛奶一塊榨汁，可以幫助產後
　　　新媽媽快速恢復體力。

南瓜芝麻牛奶

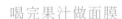

喝完果汁做面膜
南瓜芝麻牛奶加入適量麵粉
製成面膜，能美白肌膚，讓你
的皮膚細膩光滑，有彈性。

花椰菜蘋果汁

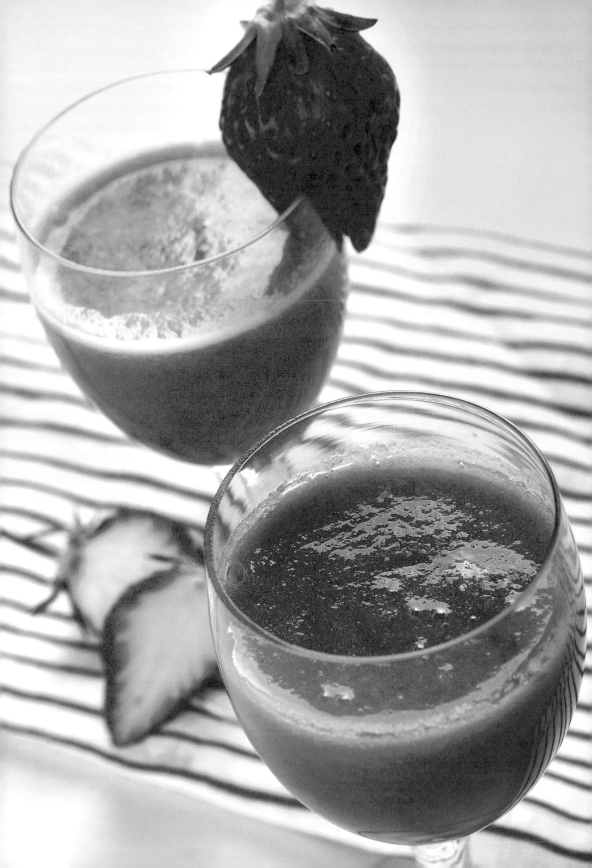

第三章

瘦身美顏蔬果汁

現在人飲食大多不均衡，所以大多數都是弱酸性體質。

體質的酸鹼性，取決於人體攝取酸鹼食物的多寡，而食物的酸鹼性則取決於食物所含的礦物質種類。

偏酸性的體質容易過敏，患高血壓、高脂血症、糖尿病、心血管疾病等。對症選擇蔬果汁，一天一杯，輕鬆喝出健康，喝出活力。

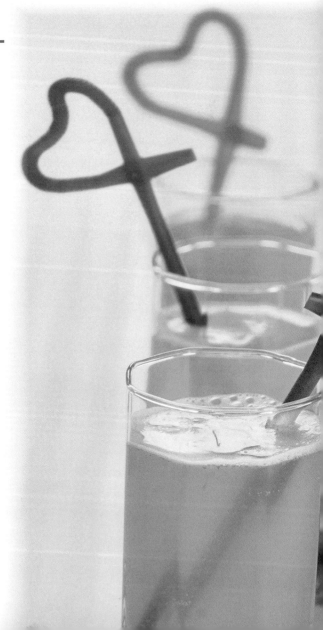

排毒清腸

　　體內積累太多毒素就會讓人長痘、口腔潰瘍、便秘，甚至造成肥胖，我們應該如何排毒清腸、幫身體釋放毒素呢？蔬果汁中的維他命 C 與維他命 B 群可以促進人體排出積攢的有毒代謝物質，常飲能幫你輕鬆排毒清腸、瘦身美顏。

排毒清腸所需營養素

營養素	功效	蔬果
維他命 C	利於腸道中的益生菌繁殖。	柳丁、草莓、奇異果、香蕉、檸檬、蘋果、葡萄柚、木瓜、綠花椰菜、黃瓜、番茄、火龍果、菠菜、苦瓜。
膳食纖維	刺激腸胃蠕動，潤滑腸道。	蘋果、鳳梨、楊桃、芒果、玉米、芹菜、白菜、蘿蔔、紅薯。
碳水化合物	提供能量，護肝解毒。	甘蔗、香瓜、西瓜、香蕉、葡萄、紅蘿蔔、紅薯、馬鈴薯。

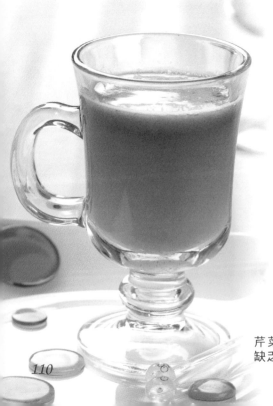

海帶黃瓜芹菜汁

原料　海帶1片，黃瓜1根，芹菜1根，白開水1杯。

做法　海帶洗淨，泡水，煮熟，撕成小塊；黃瓜洗淨，去皮，切段；芹菜洗淨，帶葉切碎。將黃瓜、芹菜依次放入榨汁機，倒入白開水攪打，濾去蔬菜殘渣。最後加入海帶，與蔬菜汁充分攪拌即可。

功效　海帶是「強效排毒劑」，黃瓜、芹菜也是優秀的抗氧化劑和清潔劑，三管齊下，讓身體內的毒素無處藏身。

芹菜的根葉含有豐富的維他命，
缺乏維他命可選擇芹菜汁飲用。

馬鈴薯蓮藕汁

原料　馬鈴薯 1 顆，蓮藕 1 節，蜂蜜、
　　　冰塊各適量。

做法　馬鈴薯、蓮藕均洗淨，去皮，煮
　　　熟，切小塊。將馬鈴薯、蓮藕
　　　放入榨汁機攪打，調入蜂蜜，
　　　放入冰塊即可。

功效　馬鈴薯是低熱量食物，蓮藕含
　　　有豐富的維他命 C 和膳食纖
　　　維。這款蔬果汁能清除體內
　　　毒素，對便秘、肝病患者十分
　　　有益。

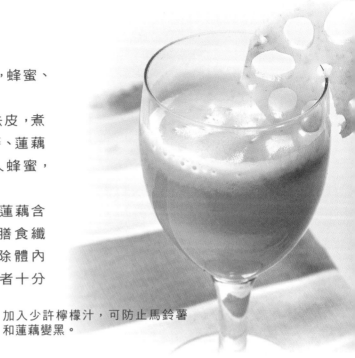

加入少許檸檬汁，可防止馬鈴薯
和蓮藕變黑。

奇異果葡萄汁

原料　奇異果 1 顆，葡萄 20 粒，鳳梨
　　　1/4 顆，青椒 1 顆。

做法　奇異果、鳳梨均去皮，切小塊，
　　　鳳梨用鹽水泡 10 分鐘；葡萄去
　　　皮，去籽；青椒切小塊。將所
　　　有原料放入榨汁機攪打即可。

功效　奇異果富含維他命 C、碳水化
　　　合物、氨基酸，有調節腸胃、增
　　　強免疫力、抗衰老、防癌的功
　　　效。這款蔬果汁能調節腸胃，
　　　穩定情緒。

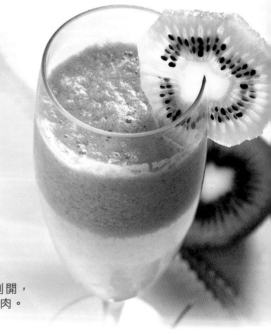

奇異果可用刀剖開，
再用湯匙挖出果肉。

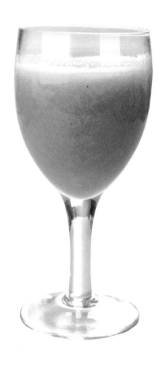

香蕉火龍果汁

原料 香蕉1根，火龍果半顆，優酪乳200毫升。

做法 香蕉、火龍果均去皮，切塊，放入榨汁機中，和優酪乳一起打成果汁即可。

功效 香蕉可解毒、降壓，火龍果能抗輻射。這款蔬果汁可以促進體內毒素排出，使腸胃輕輕鬆鬆。

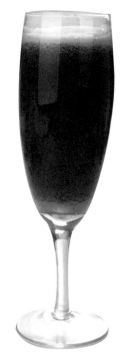

菠菜紅蘿蔔蘋果汁

原料 菠菜100克，紅蘿蔔2根，蘋果半顆，白開水半杯，蜂蜜適量。

做法 菠菜洗淨，切段；紅蘿蔔、蘋果均去皮，切小塊。將上述原料和白開水、蜂蜜一起放入榨汁機攪打即可。

功效 菠菜富含葉酸和鐵，蘋果富含維他命C，能促進鐵質的吸收。這款蔬果汁可以促進體內毒素排出，是排毒、美容、纖體的佳品。

番茄蜂蜜汁

原料　番茄 2 顆，蜂蜜適量，白開水半杯。

做法　番茄洗淨，去蒂，切塊。將番茄、白開水一起放入榨汁機攪打，調入蜂蜜即可。

功效　番茄所含果酸與膳食纖維，有助消化、潤腸通便的作用，可防治便秘；蜂蜜能改善血液循環，對肝臟有保護作用。這款蔬果汁酸甜可口，在滋潤肌膚的同時，能讓你的腸胃輕鬆一整天。

喝完果汁做面膜
番茄含有豐富的維他命 C，蜂蜜可以滋潤肌膚。番茄蜂蜜汁加入適量麵粉製成面膜，不但可以美白，還可以去斑。

草莓檸檬汁

原料　草莓 6 顆，檸檬半顆。

做法　草莓洗淨，去蒂，切塊；檸檬切塊。將草莓、檸檬放入榨汁機內攪打即可。

功效　改善胃腸疾病，美容瘦身。

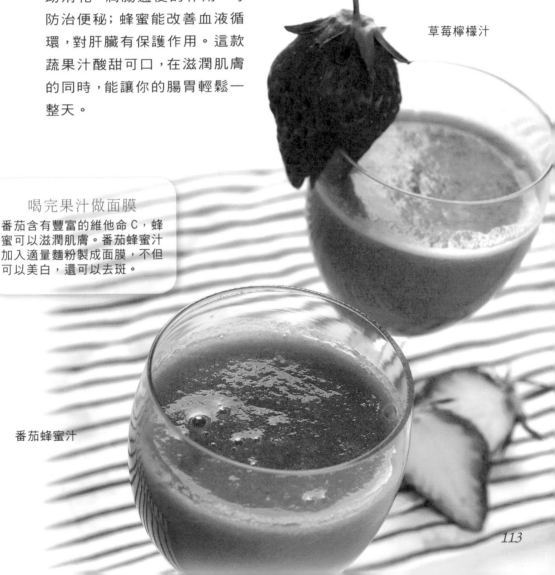

草莓檸檬汁

番茄蜂蜜汁

火龍果奇異果汁

原料　火龍果半顆，奇異果1顆，蜂蜜
　　　適量。

做法　火龍果、奇異果均去皮，切成
　　　小塊，放入榨汁機攪打，再調
　　　入蜂蜜即可。

功效　火龍果含有植物性蛋白、維他
　　　命和膳食纖維，還含有抗氧化、
　　　抗衰老的花青素，和奇異果一
　　　同榨汁飲用，能潤腸通便，防
　　　治便秘，美白皮膚，防黑斑。

兒童飲用可促進生長發育，增強抵
抗力。

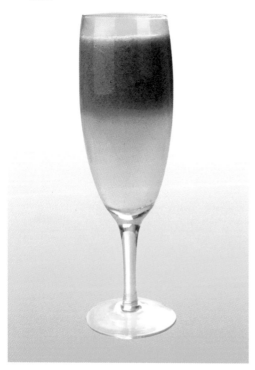

蘋果梨汁

原料　蘋果2顆，梨1顆。

做法　蘋果、梨分別洗淨，去皮去
　　　核，切成小塊，放入榨汁機攪
　　　打即可。

功效　這款蔬果汁既便宜又有營養，
　　　富含膳食纖維，有助於排毒清
　　　腸，防止便秘，改善膚色暗沉。

火龍果中的白蛋白有助於預防鉛中毒。

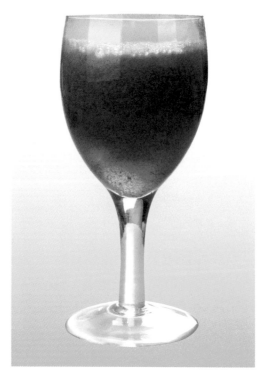

苦瓜柳丁蘋果汁

原料　苦瓜50克，柳丁2顆，蘋果1顆，蜂蜜、檸檬汁各適量，白開水半杯。

做法　苦瓜洗淨，去籽，切成小塊；柳丁、蘋果分別洗淨，去皮，切成小塊。將所有原料放入榨汁機攪打，再調入檸檬汁和蜂蜜即可。

功效　苦瓜具有清熱、解毒和降火氣的功效，和蘋果、柳丁榨汁，能促進腸胃蠕動，清理腸道，排出體內毒素。

木瓜乳酸飲

原料　木瓜 150 克，原味乳酸飲料 200 毫升。

做法　木瓜洗淨，去皮，去籽，切成小塊，和原味乳酸飲料一同放入榨汁機攪打即可。

功效　木瓜所含的酶可以幫助消化，和原味乳酸飲料一同榨汁能補充膳食纖維和維他命，促進腸胃蠕動，排毒清腸，還具有美白、豐胸的功效。

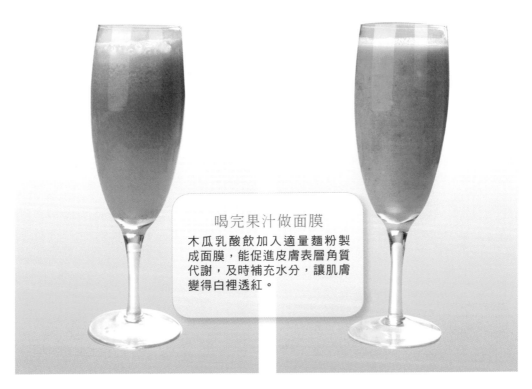

喝完果汁做面膜
木瓜乳酸飲加入適量麵粉製成面膜，能促進皮膚表層角質代謝，及時補充水分，讓肌膚變得白裡透紅。

纖體瘦身

在瘦身之前，先做個小測試，看你是否真的需要瘦身。

體重指數（BMI）＝體重（公斤）÷〔身高（公尺）〕^{2}

註：女性的理想值為 20 ～ 21，男性的理想值為 22，超過 24 就是過重，低於 18.5 則是太瘦。

減肥是一件持之以恆的事情，科學飲食、合理運動才是健康瘦身最有效的方法。蔬果減肥是飲食減肥中最輕鬆、最健康的方式，所以受到廣大減肥人士的青睞。蔬果是日常生活中離不開的食物，除含有多種維他命、礦物質外，還含有豐富的膳食纖維，適當食用可以發揮減肥作用，每天 1 杯瘦身蔬果汁，讓你輕鬆「享瘦」。

纖體瘦身所需營養素

營養素	功效	蔬果
維他命 C	利於腸道中的益生菌繁殖。	櫻桃、草莓、葡萄柚、奇異果、檸檬、鳳梨、綠花椰菜、番茄、南瓜、芹菜、油菜、黃瓜、包心菜。
膳食纖維	刺激腸胃蠕動，潤滑腸道。	蘋果、鳳梨、楊桃、芒果、玉米、芹菜、韭菜、白菜、蘿蔔、包心菜、蘆筍。

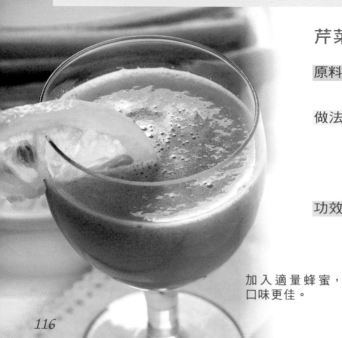

加入適量蜂蜜，口味更佳。

芹菜檸檬汁

原料 芹菜 1 根，檸檬 1 顆，蘋果 1 顆，鹽少許。

做法 芹菜洗淨，切碎；檸檬、蘋果分別洗淨，去皮，切成小塊。將芹菜、檸檬、蘋果放入榨汁機攪打，再調入鹽即可。

功效 這款蔬果汁富含維他命 C、胡蘿蔔素、檸檬酸等營養成分，有清熱解暑、排出體內毒素的功效，是瘦身和夏天的理想飲品。

黃瓜蘋果汁

原料　黃瓜 1 根，蘋果 1 顆，白開水半杯。

做法　黃瓜洗淨，切段；蘋果洗淨，去核，切成小塊。將黃瓜、蘋果和白開水倒入榨汁機攪打即可。

功效　黃瓜富含鉀，可以排出體內多餘水分，且清熱解毒。這款蔬果汁可以去油膩，具有瘦身減肥的功效。

早晨空腹喝，減肥效果更佳。

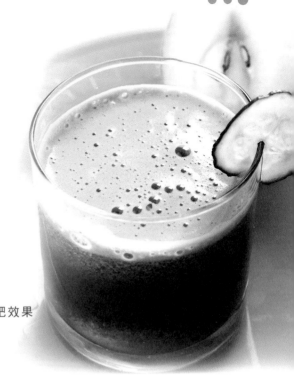

蘋果燕麥牛奶

原料　蘋果 1 顆，燕麥片 2 勺，堅果適量，低脂牛奶200毫升。

做法　蘋果洗淨，去核，切成小塊。將所有原料放入榨汁機攪打即可。

功效　蘋果富含果膠，燕麥片含水溶性膳食纖維。這款飲品能促進排便，排出體內毒素。

應選擇無甜味的純燕麥片，而非普通麥片。

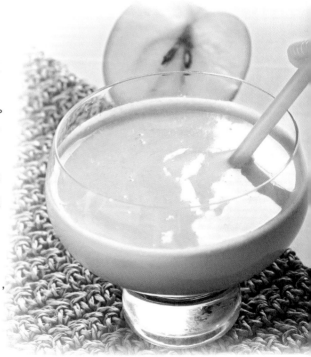

綠花椰菜番茄包心菜汁

原料 綠花椰菜 30 克,番茄 1 顆,包心菜 50 克,檸檬汁適量。

做法 綠花椰菜洗淨,掰成小朵,莖切成小塊;番茄去蒂,洗淨,切成小塊;包心菜洗淨,撕成小片。將所有原料放入榨汁機攪打,再調入檸檬汁即可。

功效 這款蔬果汁富含膳食纖維,不但能排毒養顏,還能瘦身減肥。

最好不要加蜂蜜和糖,以免增加熱量。

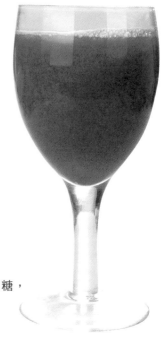

蘆薈蘋果汁

原料 蘆薈 150 克,蘋果 1 顆,蜂蜜少許。

做法 蘆薈、蘋果分別去皮,切成小塊,一同榨汁,再調入蜂蜜即可。

功效 蘆薈對脂肪代謝、胃腸功能、排泄系統都有很好的調整作用,和蘋果搭配榨汁能達到美容瘦身的功效。

飲用前,加 2 ～ 3 塊冰塊,味道更清涼可口。

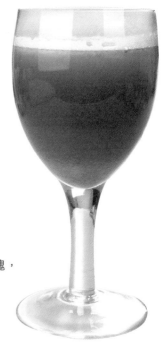

包心菜奇異果汁

原料　包心菜 100 克，菠菜 100 克，奇異果 1 顆，檸檬汁、蜂蜜各適量，白開水半杯。

做法　包心菜、菠菜分別洗淨，切成適當大小；奇異果去皮，切塊。將包心菜、菠菜、奇異果和白開水放入榨汁機攪打，再調入檸檬汁和蜂蜜即可。

功效　這款蔬果汁富含膳食纖維和維他命，能促進體內毒素排出，達到瘦身效果。

包心菜奇異果汁

喝完果汁做面膜
用紅蘿蔔榨取的汁液塗洗臉，有去除青春痘、淡化斑痕、治療暗瘡、去皺紋的功能。

芹菜紅蘿蔔汁

原料　芹菜 1 根，紅蘿蔔 2 根，蜂蜜適量，白開水半杯。

做法　芹菜去葉洗淨，切段；紅蘿蔔洗淨，切成小塊。將所有原料放入榨汁機攪打即可。

功效　芹菜富含膳食纖維，又有利尿功效，和富含 β - 胡蘿蔔素的紅蘿蔔榨成蔬果汁，不但能滿足人體日常所需的營養素，還能減肥瘦身。

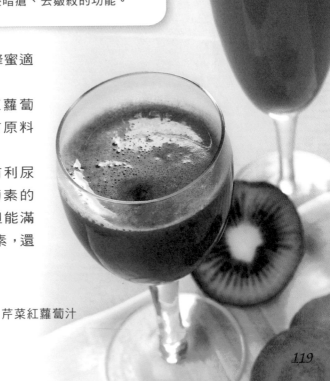

芹菜紅蘿蔔汁

綠茶優酪乳

原料　綠茶粉 2 勺，蘋果 1 顆，優酪乳 200 毫升。

做法　蘋果洗淨，去核，切成小塊。將所有原料放入榨汁機攪打即可。

功效　蘋果富含膳食纖維，優酪乳能促進腸胃蠕動，清除腸道垃圾；綠茶粉能阻止糖類吸收。這款飲品不但能排毒清腸、美白潤膚，還能瘦身減肥。

> **喝完果汁做面膜**
> 綠茶優酪乳加 1.5 勺麵粉做成面膜敷整張臉，能緊致皮膚。

芹菜蘆筍汁

原料　芹菜 1 根，蘆筍 5 根，檸檬汁、蜂蜜各適量，白開水 1 杯。

做法　芹菜、蘆筍分別洗淨，切成小段，和白開水放入榨汁機攪打，再調入檸檬汁和蜂蜜。

功效　蘆筍熱量低，且富含膳食纖維。這款蔬果汁能清理腸道，幫助消化，尤其適合減肥人士。

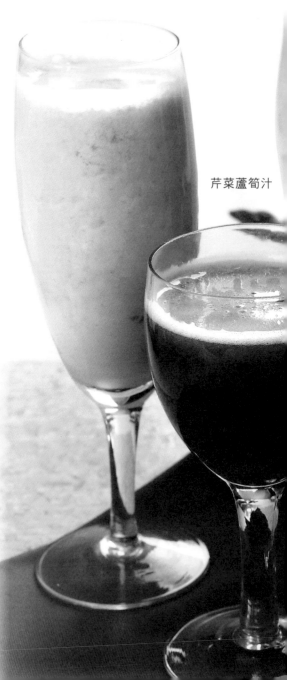

綠茶優酪乳

芹菜蘆筍汁

鳳梨汁

蘋果檸檬汁

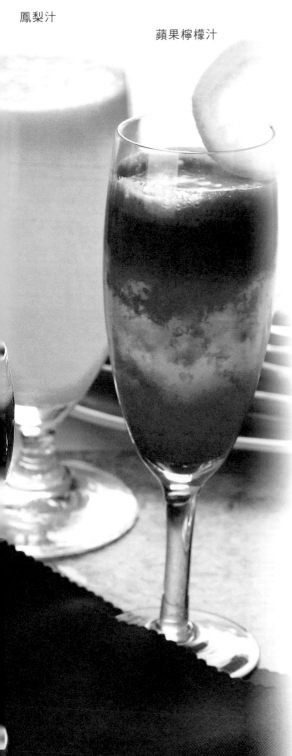

鳳梨汁

原料　鳳梨 1/4 顆，冰糖少量，白開水半杯。

做法　鳳梨去皮，切成小塊，用鹽水浸泡 10 分鐘。將鳳梨、白開水放入榨汁機攪打，放入冰糖即可。

功效　鳳梨富含膳食纖維，可以促進腸胃蠕動，排毒護膚，輕鬆享受瘦身。

蘋果檸檬汁

原料　蘋果 1 顆，檸檬半顆，白開水半杯。

做法　蘋果洗淨，去核，切成小塊；檸檬去皮，切成小塊。將蘋果、檸檬放入榨汁機，加白開水攪打即可。

功效　降低過旺的食慾，有美白瘦身的功效。

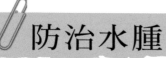

防治水腫

　　每個女性或多或少都遇過臉腫、眼腫、小腿腫、手指腫等水腫問題，它雖然不是疾病，但卻會讓你早上看起來好像沒有睡醒，還會被說成是「虛胖」，因此，喝對蔬果汁能幫你消除水腫，讓你擺脫虛腫，重獲輕盈！

防治水腫所需營養素

營養素	功效	蔬果
維他命 C	利於腸道中的益生菌繁殖。	西瓜、櫻桃、草莓、葡萄柚、奇異果、檸檬、鳳梨、綠花椰菜、番茄、南瓜、芹菜、油菜、黃瓜、哈密瓜、冬瓜、苦瓜。
膳食纖維	刺激腸胃蠕動，潤滑腸道。	蘋果、鳳梨、楊桃、芒果、香蕉、玉米、芹菜、白菜、蘿蔔、包心菜、蘆筍。
果膠	加速膽固醇在腸道內的代謝，有助排出體內廢物。	木瓜、苦瓜、冬瓜。

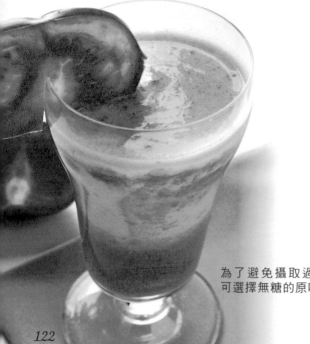

番茄優酪乳

原料　番茄2顆，優酪乳200毫升。

做法　番茄去蒂，洗淨，切成小塊，和優酪乳一起放入榨汁機攪打即可。

功效　番茄和優酪乳均有促進腸胃蠕動的功效，一起榨汁能代謝體內脂肪，對防止水腫具有很好的功效，還能使肌膚光滑細緻有彈性。

為了避免攝取過量糖分，可選擇無糖的原味優酪乳。

蘋果苦瓜蘆筍汁

原料　蘋果1顆，苦瓜半根，蘆筍4～5
　　　根，白開水半杯。

做法　蘋果、蘆筍分別洗淨，切成小
　　　塊；苦瓜去瓤，去籽，切成小
　　　塊。將所有原料放入榨汁機攪
　　　打即可。

功效　苦瓜富含的膳食纖維和果膠，
　　　可加速膽固醇在腸道內的代
　　　謝；所含苦瓜素能降低體內脂
　　　肪和多醣。這款蔬果汁讓你輕
　　　鬆擺脫水腫，瘦身效果極佳。

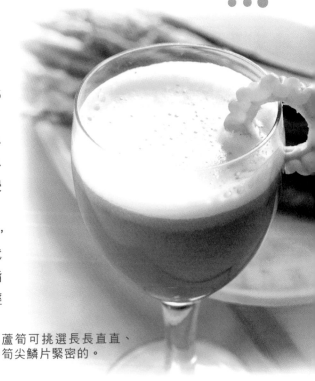

蘆筍可挑選長長直直、
筍尖鱗片緊密的。

木瓜哈密瓜牛奶

原料　木瓜半顆，哈密瓜 1/4 顆，牛奶
　　　100毫升。

做法　木瓜、哈密瓜分別洗淨，去皮
　　　去籽，切成小塊。將所有原料
　　　放入榨汁機攪打即可。

功效　木瓜中的果膠有助排出體內廢
　　　物與瘦身的作用；哈密瓜有利
　　　尿功效。常飲這款果汁能消除
　　　水腫、補充鐵質，讓臉色紅潤，
　　　有光澤。

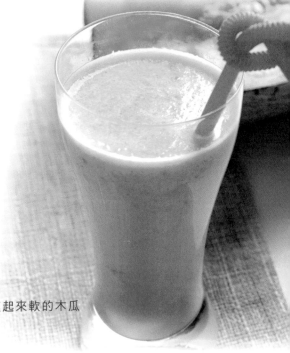

外皮呈橘紅色、摸起來軟的木瓜
適合製成果汁。

番茄葡萄柚蘋果汁

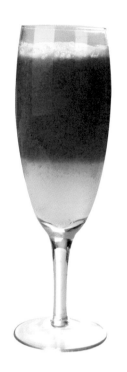

原料 番茄 1 顆,葡萄柚 1 顆,包心
菜 50 克,蘋果半顆。

做法 番茄洗淨,去蒂,切成小塊;
葡萄柚、蘋果分別去皮,切成
小塊;包心菜洗淨,撕成小片。
將所有原料放入榨汁機攪打
即可。

功效 促進排出體內皮下脂肪與多
餘水分,消除水腫,幫助瘦身
減肥。

葡萄柚能夠降低某些藥物的吸收,
服藥期間不宜飲用。

冬瓜薑汁

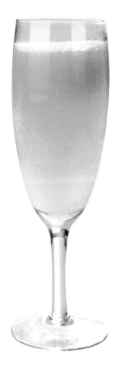

原料 冬瓜 150 克,薑 30 克,蜂蜜適
量,白開水半杯。

做法 冬瓜去皮、去瓤、去籽,薑切
片。將冬瓜、薑和白開水放入
榨汁機攪打,再調入蜂蜜即可。

功效 冬瓜有清熱解毒、利尿的功效,
和薑榨成果汁,能消除水腫,
還能美容瘦身。

生薑汁不宜多放,否則口感會辣。
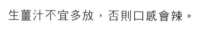

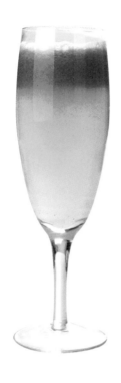

冬瓜蘋果汁

原料　冬瓜150克，蘋果半顆，檸檬汁、
　　　蜂蜜各適量，白開水半杯。

做法　冬瓜洗淨，去皮，去瓤；蘋果洗
　　　淨，去核，切塊。將冬瓜、蘋果
　　　和白開水放入榨汁機攪打，再
　　　調入檸檬汁和蜂蜜即可。

功效　冬瓜利尿，能預防水腫，還具
　　　有抗衰老的功效。這款蔬果汁
　　　能讓你的肌膚細緻光滑，去水
　　　腫效果顯著。

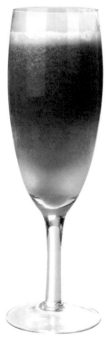

西瓜苦瓜汁

原料　西瓜200克，苦瓜半根。

做法　西瓜去皮，去籽；苦瓜洗淨，去
　　　籽。將西瓜和苦瓜放入榨汁機
　　　攪打即可。

功效　西瓜中含有大量水分，有很強
　　　的利尿功效。這款蔬果汁能預
　　　防水腫，有降脂瘦身的功效，
　　　還能改善粗糙膚質，讓肌膚水
　　　潤細膩。

喝完果汁做面膜
西瓜苦瓜汁加入適量珍珠粉
製成面膜，去痘效果顯著。容
易長痘的女性不妨試試。

125

木瓜汁

原料　木瓜半顆，蜂蜜適量，白開水半杯。

做法　木瓜洗淨，去皮，去籽，切成小塊，和白開水放入榨汁機攪打，再調入蜂蜜即可。

功效　木瓜中的果膠有助於排出體內廢物，有瘦身作用；蜂蜜能活化肌膚細胞。常飲這款蔬果汁，能消除水腫，減少皺紋，防止衰老。

西瓜優酪乳

原料　西瓜150克，優酪乳150毫升。

做法　西瓜去皮，取瓤，切塊，和優酪乳放入榨汁機攪打即可。

功效　西瓜中含有大量水分，有很強的利尿功效。這款飲品能預防水腫，消除便秘。

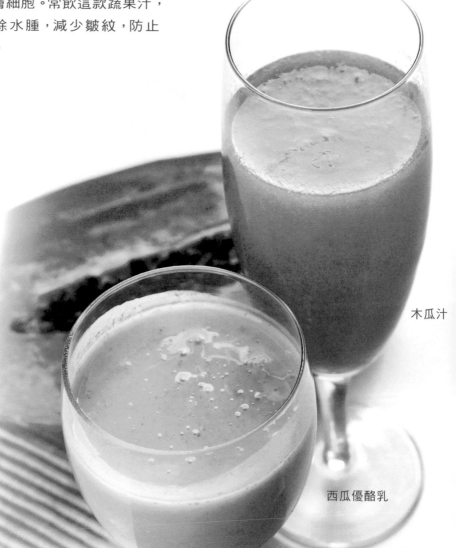

木瓜汁

西瓜優酪乳

西瓜香蕉汁

原料 西瓜1/4顆，香蕉1根。

做法 西瓜用勺子挖出瓜瓤，去籽；
香蕉去皮，切成小段。將西瓜
和香蕉放入榨汁機攪打榨汁。

功效 西瓜含有大量水分、多種維他
命和礦物質，以及提高皮膚生
理活性的多種氨基酸。這款蔬
果汁具有很強的利尿功效，還
能補充水分，讓肌膚水潤、有
彈性。

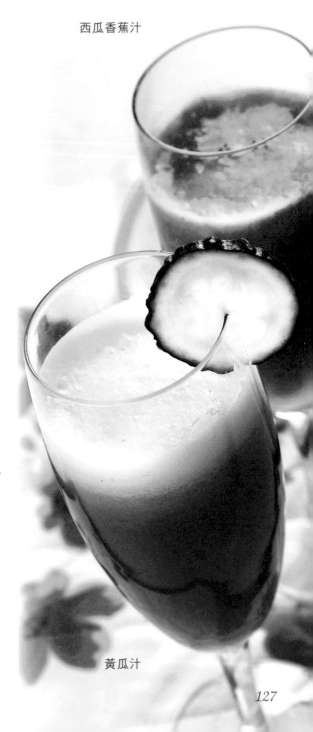

西瓜香蕉汁

黃瓜汁

原料 黃瓜1根，檸檬汁、蜂蜜各適
量，白開水半杯。

做法 黃瓜洗淨，切段，和白開水放
入榨汁機攪打，再調入蜂蜜和
檸檬汁即可。

功效 這款黃瓜汁能促進血液循環，
防止水腫，瘦身美容。

> ### 喝完果汁做面膜
> 面膜紙直接泡在黃瓜汁中，再
> 取出敷臉，控油、補水、收縮
> 毛孔的效果很好，還能美白肌
> 膚，讓肌膚清清爽爽。

黃瓜汁

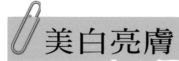美白亮膚

　　要肌膚光彩透亮，遮瑕膏、粉底類產品不是你唯一的選擇。想要清除肌膚上的小斑點，讓你的肌膚美白透亮，其實可以透過新鮮蔬果，因為其中富含多種維他命、有機酸、胡蘿蔔素等，每天 1 杯蔬果汁對身體的健康營養非常好，所以，一定要試試！

美白亮膚所需營養素

營養素	功效	蔬果
胡蘿蔔素	保護器官或組織的表層。	芒果、哈密瓜、紅蘿蔔、南瓜。
蛋白質	補充體力。	芒果、哈密瓜。
維他命 C	增強抵抗力，延緩衰老。	蘋果、葡萄、酪梨、芭樂、梨、香蕉、冬棗、香瓜、菠菜、芹菜、洋蔥、苦瓜、紫甘藍。
維他命 E	消除體內自由基，防止細胞老化。	香蕉、橘子、柳丁、山楂、水蜜桃、油菜、菠菜、番茄、芹菜、薺菜、黃瓜。
鐵	預防貧血，改善臉色。	葡萄、木瓜、蘋果、菠菜、薺菜。

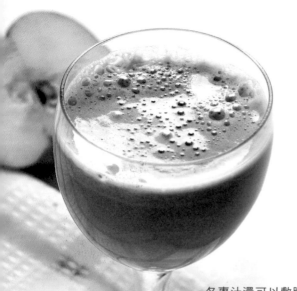

冬棗蘋果汁

原料　冬棗 10 顆，蘋果 1 顆，蜂蜜適量，白開水半杯。

做法　蘋果洗淨，去核，切塊；冬棗洗淨，去核。將所有原料放入榨汁機攪打即可。

功效　蘋果富含維他命 C 和膳食纖維，有助於排出毒素，減少因毒素而形成的痤瘡和色素。經常飲用這款蔬果汁，能淡斑，保持皮膚白皙紅潤。

　　冬棗汁還可以敷臉，是天然的護膚品。

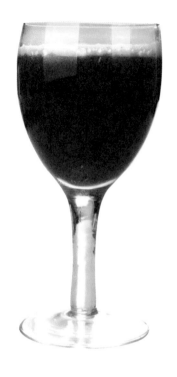

油菜橘子汁

原料　油菜50克，橘子2顆，檸檬半顆，白開水半杯，蜂蜜適量。

做法　油菜洗淨，切段；橘子去皮，去籽，切塊；檸檬洗淨，切塊。將所有原料放入榨汁機攪打即可。

功效　油菜富含維他命 A、維他命 C 與鈣。這款蔬果汁在美白與美化肌膚方面值得推薦。

對於皮膚容易曬黑的人來說，橘子裡的礦物質「硒」是抗氧化美膚的關鍵。

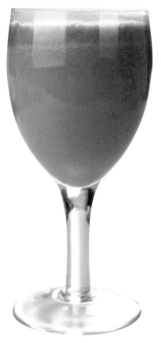

酪梨牛奶

原料　酪梨 1 顆，牛奶 200 毫升，蜂蜜適量。

做法　酪梨切半，用勺挖出果肉。將酪梨、牛奶放入榨汁機攪打，調入蜂蜜即可。

功效　有效降低膽固醇，去除黑斑，美白肌膚，提亮膚色。

傍晚飲用能鬆弛身心、幫助睡眠。

草莓山楂汁

原料 草莓 8 顆，山楂 6 顆，白開水半杯。

做法 草莓去蒂，洗淨，切成塊；山楂洗淨，去籽，切成塊。將草莓、山楂放入榨汁機，加白開水攪打即可。

功效 草莓富含維他命 C，這款蔬果汁有養顏潤膚美白的功效，還能消除疲勞，預防動脈硬化。

鳳梨橘子汁

原料 鳳梨 1/4 顆，橘子 2 顆，檸檬汁適量，梨半顆。

做法 鳳梨去皮，切塊，用鹽水浸泡 10 分鐘；橘子、梨分別去皮，切塊。將所有原料放入榨汁機攪打即可。

功效 橘子富含維他命 C，是美容聖品；鳳梨富含維他命 B 群，能滋養肌膚；梨能清熱去火。這款蔬果汁能消斑去痘，讓肌膚白皙有彈性。

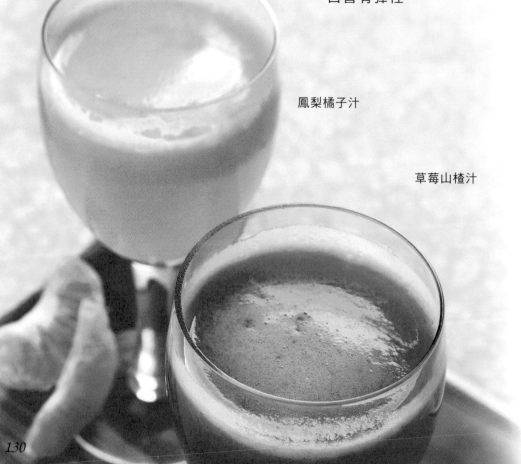

鳳梨橘子汁

草莓山楂汁

芒果橘子蘋果汁

芒果橘子蘋果汁

原料　芒果1顆，橘子1顆，蘋果半
　　　顆，檸檬汁、蜂蜜各適量。

做法　芒果切半，去皮取肉，切成小
　　　塊；橘子去皮，去籽，掰成小
　　　瓣；蘋果洗淨，去核，切塊。
　　　將所有原料放入榨汁機攪打
　　　即可。

功效　芒果富含 β - 胡蘿蔔素，橘子、
　　　檸檬富含維他命C，蘋果富含
　　　膳食纖維。這款蔬果汁能排毒
　　　養顏，美白效果極佳。

柳丁木瓜牛奶

柳丁木瓜牛奶

原料　柳丁1顆，木瓜1/4顆，牛奶200
　　　毫升，檸檬汁適量。

做法　柳丁切塊，去皮，取肉；木瓜去
　　　皮，去瓤，切成小塊。將所有
　　　原料放入榨汁機攪打即可。

功效　柳丁富含維他命C，有美白功
　　　效；木瓜中的木瓜酶能去除皮
　　　膚的老化角質。這款蔬果汁能
　　　夠修護肌膚，讓肌膚光澤白皙。

　　　喝完果汁做面膜
柳丁木瓜牛奶加入適量麵粉
製成面膜，讓你擁有白淨、細
膩、光滑的肌膚。

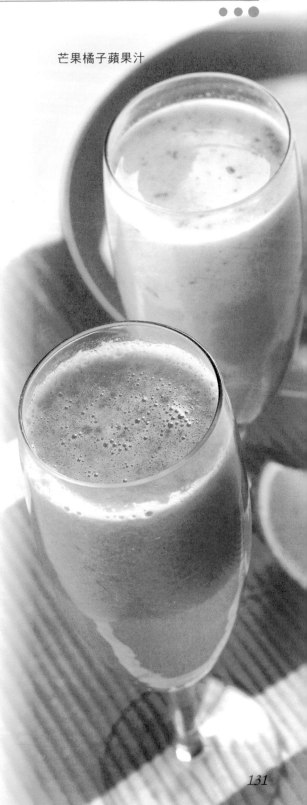

蘋果奇異果汁

原料　蘋果 1 顆，奇異果 1 顆，白開水半杯。

做法　蘋果洗淨，去核，切成塊；奇異果去皮，切成塊。將蘋果、奇異果放入榨汁機，加白開水攪打即可。

功效　富含維他命 C 及膳食纖維，可潤腸通便，美容養顏，還能提高身體免疫力，預防感冒。

黃瓜蘋果柳丁汁

原料　黃瓜 1 根，蘋果 1 顆，柳丁 1 顆，檸檬汁、蜂蜜各適量，白開水半杯。

做法　黃瓜洗淨，切段；蘋果洗淨，去核，切塊；柳丁切塊，去皮，取肉。將上述原料放入榨汁機攪打即可。

功效　黃瓜富含水分，具有滋潤、美白肌膚的功效。這款蔬果汁除了美白功效外，還能纖體瘦身。

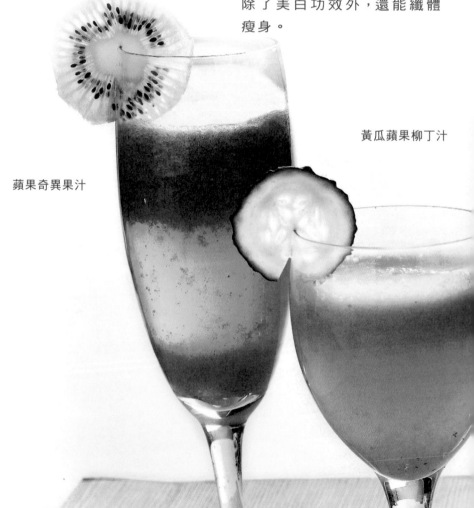

黃瓜蘋果柳丁汁

蘋果奇異果汁

草莓香瓜菠菜汁

原料　草莓 5 顆，香瓜 1/4 顆，菠菜 50 克，蜜柑 1 顆，白開水半杯。

做法　草莓去蒂洗淨，切塊；香瓜去皮，去瓤，切塊；菠菜洗淨、切段，蜜柑去皮去籽。將所有原料放入榨汁機攪打即可。

功效　菠菜能滋陰潤燥、通便排毒；草莓富含維他命 C，美白效果很好。

草莓蘿蔔牛奶

原料　草莓 5 顆，白蘿蔔 50 克，牛奶 100 毫升，煉乳適量。

做法　草莓去蒂，洗淨，切成塊；白蘿蔔洗淨，切塊。 將草莓、白蘿蔔、牛奶放入榨汁機攪打即可。

功效　草莓的維他命 C 含量相當高，搭配白蘿蔔、 牛奶榨汁，能防止皮膚起斑，助消化，防止胃脹。

草莓香瓜菠菜汁

喝完果汁做面膜
草莓蘿蔔牛奶加入適量麵粉製成面膜，每週敷 2 ～ 3 次，可以美白、淡斑，美麗容顏。

草莓蘿蔔牛奶

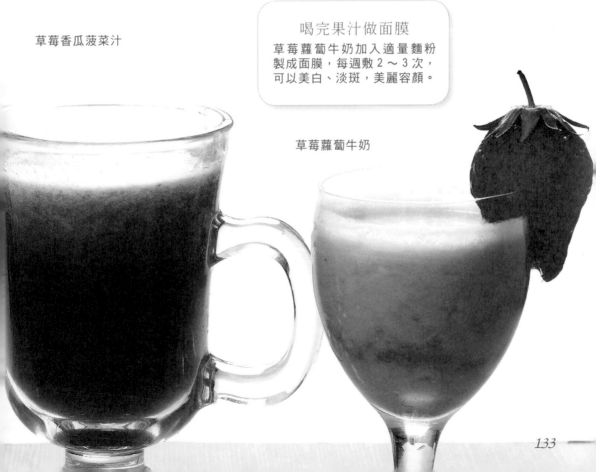

防治粉刺

　　粉刺多見於 15 ～ 30 歲的青年，而且男性多於女性。粉刺者大多內熱，宜多食清涼、生津的食物，還應多吃清淡易消化的食物，忌食辛辣刺激性食物、高脂肪食物及高糖食物。

　　清淡飲食有助於減輕胃腸負擔，避免食物堆積在胃腸道，從而減少粉刺的發生。一杯自製的蔬果汁，可以減少很多粉刺。

防治粉刺所需營養素

營養素	功效	蔬果
維他命 C	利於腸道中的益生菌繁殖。	柳丁、草莓、奇異果、香蕉、蘋果、葡萄柚、綠花椰菜、苦瓜。
膳食纖維	刺激腸胃蠕動，潤滑腸道。	蘋果、鳳梨、楊桃、芒果、玉米、芹菜、白菜、蘿蔔、紅薯、枇杷。
碳水化合物	提供能量，護肝解毒。	甘蔗、香瓜、西瓜、香蕉、葡萄、紅蘿蔔、紅薯、荸薺。
維他命 E	促進血液循環，增強肌膚細胞活力。	香瓜、蘋果、橘子、楊桃、鳳梨、南瓜、芹菜、薑、香菜、紅薯。

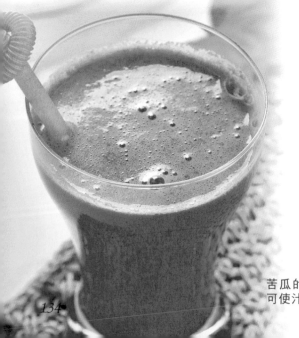

苦瓜紅蘿蔔汁

原料　苦瓜 1/4 根，紅蘿蔔 1 根，蜂蜜適量，白開水半杯。

做法　苦瓜洗淨，去瓤，去籽，切塊；紅蘿蔔洗淨，切塊。將苦瓜、紅蘿蔔放入榨汁機，加白開水攪打，調入蜂蜜即可。

功效　苦瓜具有清熱袪暑、明目解毒、利尿涼血的功效，和紅蘿蔔榨汁可提高免疫力，有效緩解青春痘。

苦瓜的量少點，再加上涼白開，可使汁液的口感不會很苦。

香蕉火龍果牛奶

原料　香蕉 1 根，火龍果 1 顆，牛奶、蜂蜜各適量。

做法　香蕉去皮，切段；火龍果切半，挖出果肉。將香蕉、火龍果、牛奶放入榨汁機攪打，調入蜂蜜即可。

功效　香蕉可以潤腸通便，火龍果具有抗氧化、抗衰老的效果。這款蔬果汁能清熱解毒，緩解因上火引起的痤瘡。

蘋果紅蘿蔔汁

原料　蘋果 1 顆，紅蘿蔔 1 根，蜂蜜適量，白開水半杯。

做法　將蘋果、紅蘿蔔均洗淨，蘋果去核，均切成小塊。將蘋果、紅蘿蔔、白開水放入榨汁機攪打，調入蜂蜜即可。

功效　蘋果富含膳食纖維，能增進腸蠕動，幫助消化，和紅蘿蔔一同榨汁飲用，可促進體內排出毒素，輕鬆去痘。

香蕉火龍果牛奶

蘋果紅蘿蔔汁

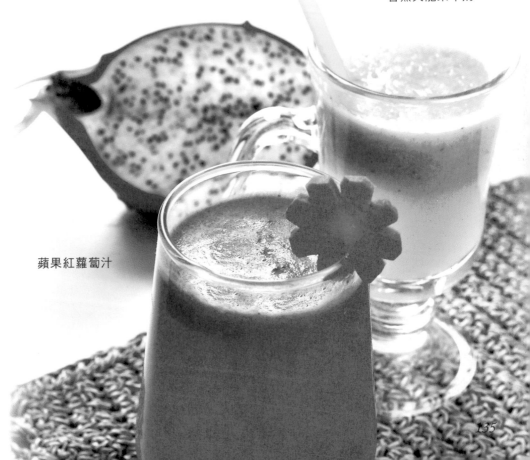

135

黃瓜薄荷豆漿

原料　黃瓜 1 根，豆漿 250 毫升，薄荷葉 3 片。

做法　黃瓜洗淨，切成小塊；薄荷葉洗淨。將黃瓜、薄荷葉、豆漿放入榨汁機攪打即可。

功效　黃瓜富含維他命 E 和黃瓜酶，除了潤膚、抗衰老外，還有緊緻毛孔、去除痘印的作用。這款飲品能有效對抗粉刺問題。

枇杷蘋果汁

原料　枇杷 4 顆，蘋果 1 顆，紅蘿蔔 1 根，檸檬汁、白開水各適量。

做法　枇杷去皮，去核；蘋果、紅蘿蔔分別洗淨切塊。將所有原料放入榨汁機攪打即可。

功效　枇杷清熱、解毒、利尿、健脾；蘋果富含膳食纖維，能潤腸通便；紅蘿蔔助消化、殺菌。一同榨汁飲用，能有效去除痘痘。

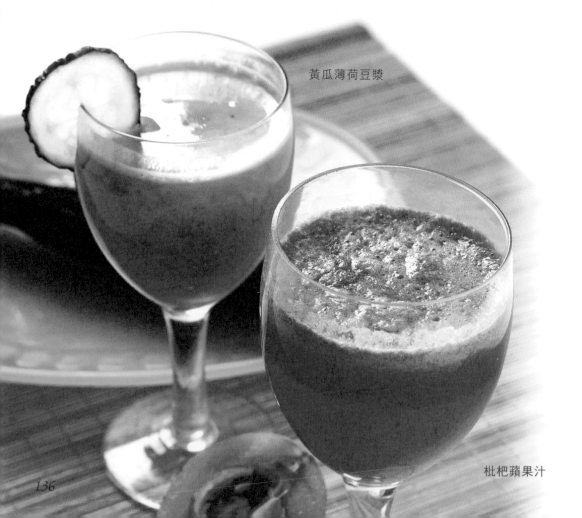

黃瓜薄荷豆漿

枇杷蘋果汁

荸薺梨汁

原料　荸薺6顆，梨1顆，生菜50克，麥冬15克（熱水泡一晚），蜂蜜適量。

做法　荸薺洗淨，去皮，切半；梨去皮，去核，切塊；生菜洗淨撕片。將所有原料放入榨汁機攪打即可。

功效　荸薺消渴去熱、溫中益氣、清熱解毒。這款蔬果汁能促進血液循環，增強肌膚細胞活力，促進新陳代謝，抑制皮膚毛囊的細菌生長。

喝完果汁做面膜

面膜紙直接泡在黃瓜木瓜汁裡，再用來敷臉，定期使用，能美白肌膚，淡化痘印，令肌膚恢復淨白細緻。

黃瓜木瓜汁

原料　黃瓜1根，木瓜半顆。

做法　黃瓜洗淨，切段；木瓜洗淨，去皮，去籽，切成小塊。將黃瓜、木瓜放入榨汁機攪打即可。

功效　這款蔬果汁能有效緩解青春痘症狀，滋潤肌膚，但不宜過量飲用，否則容易發生脹氣或腹瀉。

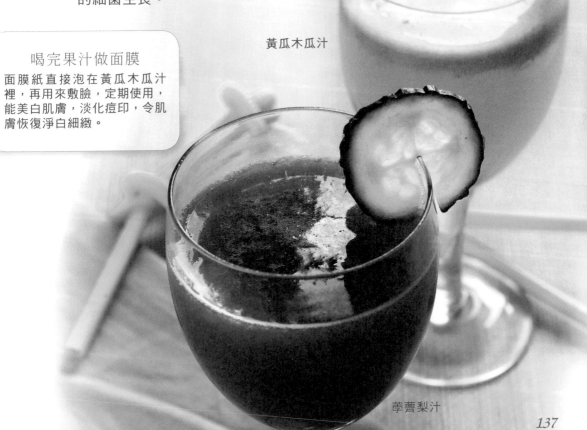

黃瓜木瓜汁

荸薺梨汁

蜜桃牛奶

原料　水蜜桃 2 顆，牛奶 200 毫升，蜂蜜適量。

做法　水蜜桃洗淨，去皮，去核。將水蜜桃、牛奶放入榨汁機攪打，調入蜂蜜即可。

功效　這款蔬果汁能潤腸通便，清除體內垃圾，能防止青春痘、粉刺，還有潤膚美白的功效。

喝完果汁做面膜
蜜桃牛奶加入適量麵粉製成面膜，能美白肌膚，有效改善皮膚乾燥的現象。

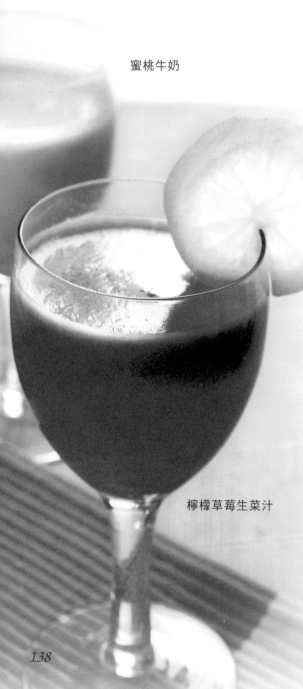

蜜桃牛奶

檸檬草莓生菜汁

檸檬草莓生菜汁

原料　檸檬1顆，草莓5顆，生菜50克，白開水適量。

做法　檸檬洗淨，切成四塊；草莓去蒂，洗淨，切塊；生菜洗淨，撕片。將所有原料放入榨汁機攪打即可。

功效　富含維他命和膳食纖維，能有效排出體內毒素，促進細胞新陳代謝，緩解青春痘，淡化斑點。

柿子檸檬汁

原料　柿子 1 顆，檸檬半顆，白開水 1
　　　杯，果糖適量。

做法　柿子洗淨，去蒂，去籽，切成小
　　　丁；檸檬去皮，切成小塊。將
　　　柿子、檸檬放入榨汁機中，加
　　　白開水攪打，再調入果糖即可。

功效　柿子具有清熱、潤肺的作用，
　　　富含的果膠有很好的潤腸通
　　　便作用。這款蔬果汁能促進新
　　　陳代謝，防治青春痘和雀斑。

柿子檸檬汁

紅蘿蔔蘋果豆漿

原料　紅蘿蔔 1 根，蘋果半顆，檸檬
　　　汁適量，豆漿 200 毫升。

做法　紅蘿蔔、蘋果分別洗淨，蘋果
　　　去核，切塊。將紅蘿蔔、蘋果、
　　　豆漿放入榨汁機攪打，調入檸
　　　檬汁即可。

功效　紅蘿蔔富含 β - 胡蘿蔔素，能
　　　消除便秘，對青春痘、肌膚乾
　　　燥等有緩解作用。

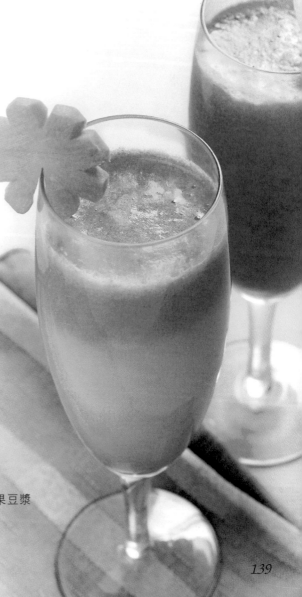

紅蘿蔔蘋果豆漿

淡化色斑

女性內分泌失調，精神壓力大，體內維他命缺乏，加上長期過度暴露在紫外線下，皮膚的老化發炎或長期長痘痘、濕疹等，都有可能會引起長斑。

蔬果中富含多種維他命、有機酸、胡蘿蔔素等，能幫助清除肌膚上的小斑點，把蔬果榨汁飲用，更利於人體吸收，快來試試！

淡化色斑所需營養素

營養素	功效	蔬果
β-胡蘿蔔素	保護器官或組織的表層。	芒果、哈密瓜、紅蘿蔔、南瓜。
維他命C	減少黑色素的形成。	蘋果、葡萄、酪梨、芭樂、香蕉、奇異果、菠菜、芹菜、苦瓜、檸檬、草莓、綠花椰菜、番茄。
維他命E	消除體內自由基，防止細胞老化。	香蕉、橘子、柳丁、山楂、水蜜桃、油菜、海帶、蘑菇、菠菜、番茄、芹菜、薺菜、黃瓜。
蛋白質	細胞、組織再生的重要原料。	綠花椰菜、芒果、哈密瓜。
鐵	預防貧血，改善臉色。	葡萄、木瓜、蘋果、菠菜、薺菜。
維他命A	淡化雀斑，防治皮膚粗糙。	杏、水蜜桃、紅蘿蔔、甜菜、芥菜、菠菜、南瓜、紅薯、白瓜、番茄。

紅蘿蔔蘆筍柳丁汁

原料　紅蘿蔔1根，蘆筍2根，柳丁1顆，檸檬半個。

做法　紅蘿蔔洗淨，切塊；蘆筍洗淨，切成小段；柳丁去皮，切成小塊；檸檬洗淨，切塊。將所有原料放入榨汁機攪打即可。

功效　富含 β-胡蘿蔔素、維他命C、維他命E，能有效減少黑色素形成，淡化雀斑，改善粗糙膚質，讓肌膚光滑潤澤。

用紅蘿蔔搾取的汁液塗洗臉，有去除青春痘、淡化斑痕、治療暗瘡、抗皺紋等功能。

綠花椰菜黃瓜汁

原料　綠花椰菜 100 克，黃瓜 1 根，蘋
　　　果 1 顆，檸檬汁、蜂蜜各適量。

做法　綠花椰菜洗淨，切成小塊；黃
　　　瓜、蘋果均洗淨，蘋果去核，
　　　切成小塊。將所有原料放入榨
　　　汁機攪打即可。

功效　富含維他命，能有效減少黑色
　　　素沉澱，淡化色斑，還有美白
　　　瘦身的功效。

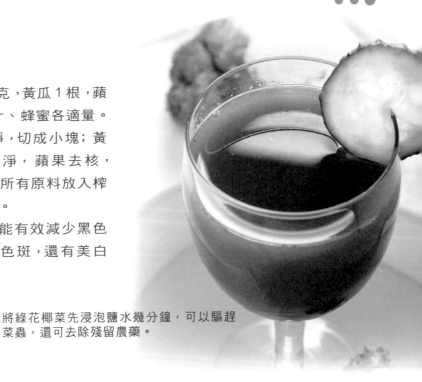

將綠花椰菜先浸泡鹽水幾分鐘，可以驅趕
菜蟲，還可去除殘留農藥。

草莓優酪乳

原料　草莓 6 顆，檸檬汁適量，優酪
　　　乳 200 毫升。

做法　草莓去蒂，洗淨，切塊。將草
　　　莓、優酪乳放入榨汁機攪打，
　　　調入檸檬汁即可。

功效　富含維他命 C，對青春痘、黑
　　　斑、雀斑有顯著效果。

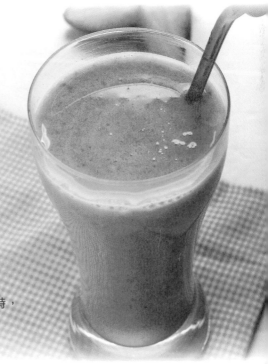

臉上或身上的痘痘猖獗時，
可多多飲用。

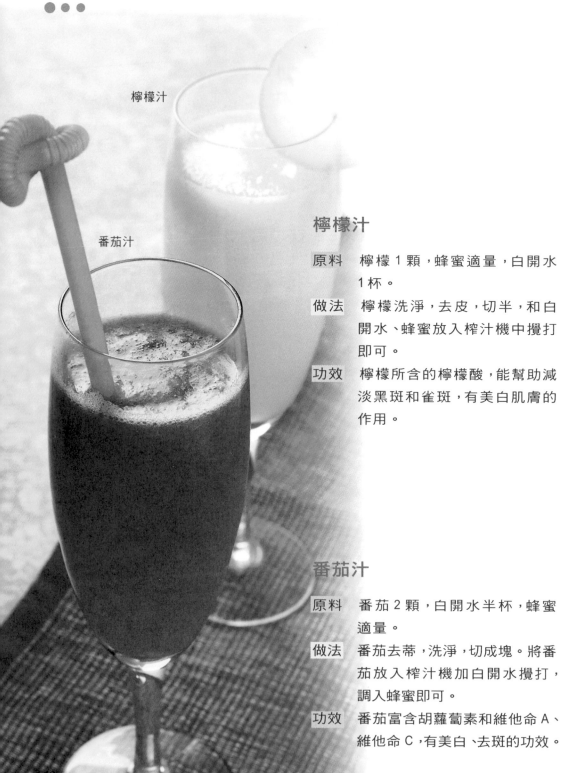

檸檬汁

番茄汁

檸檬汁

原料　檸檬 1 顆，蜂蜜適量，白開水
　　　1 杯。

做法　檸檬洗淨，去皮，切半，和白
　　　開水、蜂蜜放入榨汁機中攪打
　　　即可。

功效　檸檬所含的檸檬酸，能幫助減
　　　淡黑斑和雀斑，有美白肌膚的
　　　作用。

番茄汁

原料　番茄 2 顆，白開水半杯，蜂蜜
　　　適量。

做法　番茄去蒂，洗淨，切成塊。將番
　　　茄放入榨汁機加白開水攪打，
　　　調入蜂蜜即可。

功效　番茄富含胡蘿蔔素和維他命 A、
　　　維他命 C，有美白、去斑的功效。

西瓜番茄檸檬汁

原料　西瓜 1 塊，番茄 1 顆，檸檬汁適量，白開水半杯。

做法　西瓜去皮，去籽；番茄去蒂，洗淨，切成小塊。將西瓜、番茄放入榨汁機中，加白開水攪打，調入檸檬汁即可。

功效　西瓜中含有大量水分，和番茄一同榨汁，能補充人體所需水分，美白去斑，讓肌膚水潤亮澤。

奇異果蘋果檸檬汁

原料　奇異果 1 顆，蘋果 1 顆，檸檬 1/4 顆。

做法　奇異果去皮，切塊；蘋果、檸檬分別洗淨，蘋果去核，分別切塊。將奇異果、蘋果、檸檬放入榨汁機攪打即可。

功效　這款蔬果汁富含維他命和膳食纖維，能排毒養顏，有效淡化色斑。

喝完果汁做面膜

西瓜番茄檸檬汁加入適量麵粉製成面膜，可美白皮膚、收縮毛孔，對日光曬黑的皮膚修復效果佳。

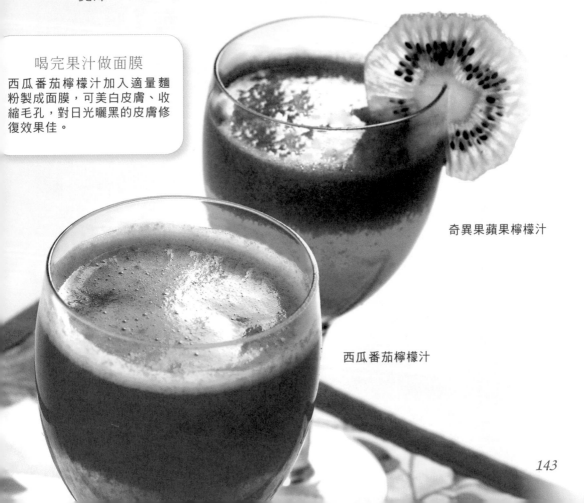

奇異果蘋果檸檬汁

西瓜番茄檸檬汁

香瓜紅蘿蔔牛奶

香瓜紅蘿蔔牛奶

原料　香瓜半顆，紅蘿蔔 1 根，牛奶
　　　100 毫升。

做法　香瓜洗淨，去皮，去瓤，切塊；
　　　紅蘿蔔洗淨，切塊。將香瓜、
　　　紅蘿蔔放入榨汁機，加入牛奶
　　　攪打即可。

功效　紅蘿蔔富含維他命 A，和香瓜、
　　　牛奶搭配榨汁能淡化雀斑，改
　　　善皮膚粗糙。

> ### 喝完果汁做面膜
> 香瓜紅蘿蔔牛奶加入適量麵
> 粉製成面膜，具有保濕、美
> 白的功效，令肌膚自然水嫩、
> 白皙。

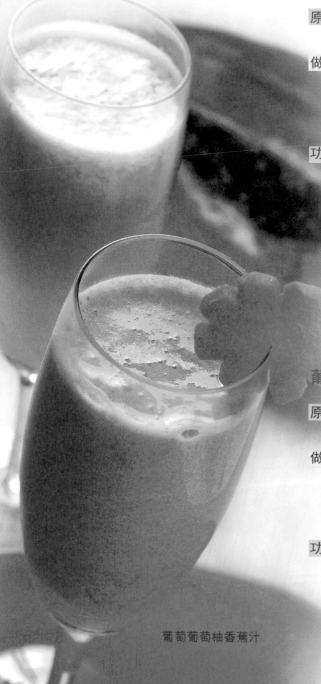

葡萄葡萄柚香蕉汁

葡萄葡萄柚香蕉汁

原料　葡萄 10 粒，葡萄柚半顆，香蕉
　　　1 根，檸檬汁適量。

做法　葡萄洗淨，去皮，去籽；葡萄
　　　柚、香蕉去皮，切塊。將葡萄、
　　　葡萄柚、香蕉放入榨汁機攪打，
　　　調入檸檬汁即可。

功效　葡糖含葡萄糖和果糖，能快速
　　　被人體吸收，與富含維他命 C
　　　的葡萄柚及富含維生素 A 的
　　　香蕉一起榨汁，不但能消除疲
　　　勞，還能防止肌膚乾燥，淡化
　　　斑紋。

紅薯山藥豆漿

原料　紅薯15克，山藥15克，豆漿200
　　　毫升。

做法　紅薯洗淨，切丁；山藥洗淨，去
　　　皮，切小片。將紅薯、山藥放
　　　入榨汁機，加入豆漿攪打即可。

功效　紅薯中的綠原酸，可抑制黑色
　　　素的產生，防止雀斑和老人斑
　　　的出現。紅薯還能抑制肌膚老
　　　化，保持肌膚彈性，減緩身體
　　　的衰老進程。

草莓葡萄柚黃瓜汁

原料　草莓5顆，黃瓜1根，葡萄柚半
　　　顆，檸檬1個。

做法　草莓去蒂，洗淨，切塊；黃瓜、
　　　檸檬分別洗淨，切塊；葡萄柚
　　　去皮，去籽，切塊。將所有原
　　　料放入榨汁機攪打即可。

功效　富含維他命，能淡化斑點，清
　　　肝利膽。

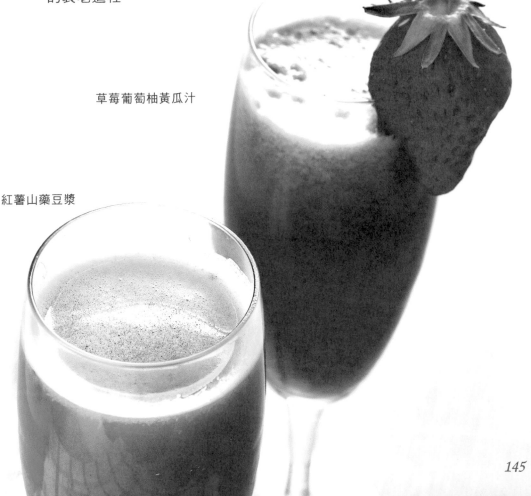

草莓葡萄柚黃瓜汁

紅薯山藥豆漿

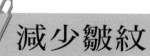

減少皺紋

皮膚缺少水分，表面脂肪減少，皮膚彈性下降，這些都是皮膚衰老的狀況。消除皮膚皺紋的方法很多，喝對蔬果汁，就是除皺的好方法之一。

減少皺紋所需營養素

營養素	功效	蔬果
β-胡蘿蔔素	保護器官或組織的表層。	芒果、哈密瓜、紅蘿蔔、南瓜。
維他命 C	還原維他命 E，防止細胞老化。	蘋果、葡萄、酪梨、芭樂、香蕉、菠菜、芹菜、洋蔥、苦瓜、紫甘藍。
維他命 E	防止細胞老化。	香蕉、橘子、柳丁、山楂、水蜜桃、油菜、海帶、蘑菇、菠菜、番茄、芹菜、薺菜、黃瓜。

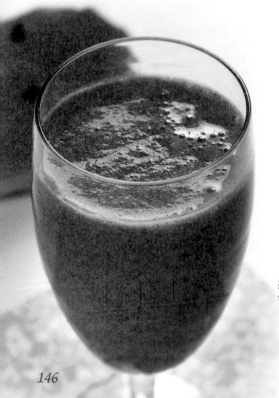

紅蘿蔔西瓜汁

原料 紅蘿蔔1根，西瓜 1/4 顆。

做法 紅蘿蔔洗淨，切成小塊；西瓜用勺子挖出瓜瓤，去籽；將紅蘿蔔、西瓜放入榨汁機中榨汁。

功效 紅蘿蔔中的胡蘿蔔素可清除導致人衰老的自由基，西瓜中含有提高皮膚生理活性的多種氨基酸。這款蔬果汁有滋潤皮膚、增強皮膚彈性、抗衰老的輔助作用。

紅蘿蔔的纖維較粗，通常用榨汁後需過濾飲用。

紫甘藍葡萄汁

原料　紫甘藍 100 克，葡萄 8 粒，蘋果
　　　1 顆，檸檬汁、果糖各適量，白
　　　開水半杯。

做法　紫甘藍洗淨，撕成小片；蘋果
　　　洗淨，去核，切塊；葡萄洗淨，
　　　去籽。將所有原料放入榨汁機
　　　攪打即可。

功效　紫甘藍和葡萄的抗氧化能力強，
　　　有益氣補血的功效，能防止
　　　衰老。

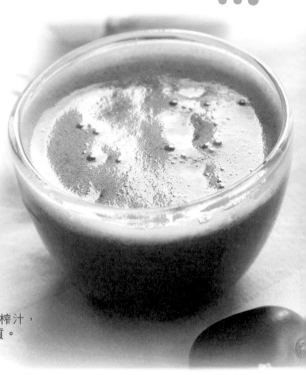

葡萄洗淨後連皮一起榨汁，
可保留完整的營養物質。

西瓜芹菜紅蘿蔔汁

原料　西瓜 200 克，芹菜 30 克，紅蘿
　　　蔔 1 根，檸檬汁適量，白開水
　　　半杯。

做法　西瓜去皮，去籽，切塊；芹菜去
　　　根，洗淨，切段；紅蘿蔔洗淨，
　　　切塊。將所有原料放入榨汁機
　　　攪打即可。

功效　西瓜有利尿功效，芹菜富含膳
　　　食纖維，紅蘿蔔富含 β - 胡蘿
　　　蔔素，能維護皮膚健康。這款
　　　蔬果汁，能抗氧化，防止細胞
　　　老化，對抗細紋。

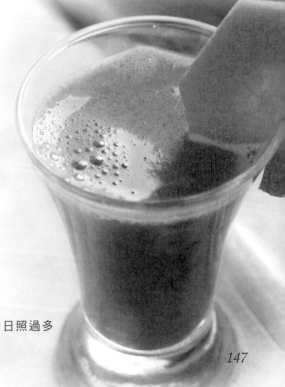

用西瓜皮擦臉，可防止夏季日照過多
引起的色素沉澱。

● ● ●

綠茶蜜桃汁

原料　綠茶粉1勺，水蜜桃1顆，蜂蜜適量，開水適量。

做法　水蜜桃洗淨，切成小塊；綠茶用開水沖開。將所有原料放入榨汁機攪打即可。

功效　水蜜桃富含鐵，能補血養顏，綠茶含有維他命E，一起榨汁，可有效預防肌膚衰老。

綠茶蜜桃汁

紅蘿蔔蛋黃牛奶

原料　紅蘿蔔1根，番茄半顆，蛋黃1顆，果糖1勺，牛奶200毫升。

做法　紅蘿蔔洗淨，切塊；番茄去蒂，洗淨，切塊。將所有原料放入榨汁機攪打即可。

功效　番茄中含有番茄紅素，有抗氧化作用，能抗老化。這款蔬果汁不但能減少皺紋，而且有美白去斑的功效。

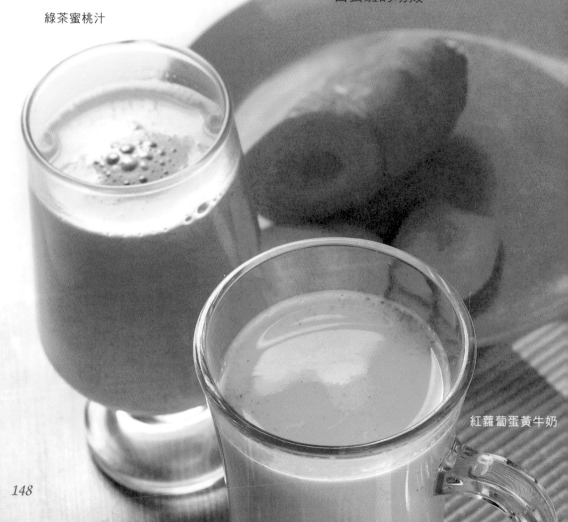

紅蘿蔔蛋黃牛奶

奇異果綠茶豆漿

原料　奇異果1顆，豆漿1杯，綠茶粉
　　　1勺，開水、蜂蜜各適量。

做法　奇異果去皮，切塊，綠茶粉用
　　　開水沖開。將所有原料放入榨
　　　汁機攪打即可。

功效　綠茶含有維他命E，具有很強
　　　的抗衰老作用。這款飲品能滋
　　　潤、美白肌膚，輕鬆撫平歲月
　　　留下的痕跡。

桑葚牛奶

原料　桑葚80克，牛奶200毫升。

做法　桑葚洗淨，和牛奶倒入榨汁機
　　　攪打即可。

功效　桑葚有改善皮膚（包括頭皮）
　　　血液供應，營養肌膚，使皮膚
　　　白嫩及烏髮等作用，並能延緩
　　　衰老，是健體美顏、抗衰老的
　　　佳果與良藥。

喝完果汁做面膜
奇異果綠茶豆漿加入適量麵
粉製成面膜，能清潔皮膚、補
水控油、淡化痘疤、促進皮膚
損傷恢復。

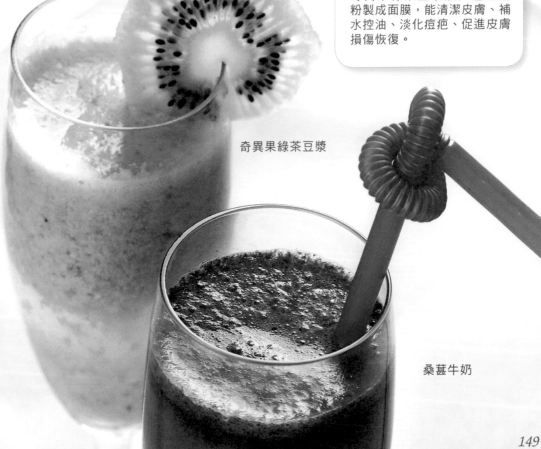

奇異果綠茶豆漿

桑葚牛奶

149

綠茶牛奶

原料　綠茶粉 1 勺，豆漿 100 毫升，牛奶 100 毫升，果糖適量。

做法　綠茶粉用溫豆漿沖開，加入牛奶、果糖攪勻即可。

功效　綠茶富含維他命 E，豆漿、牛奶均含有蛋白質。這款飲品能美化肌膚，可有效預防肌膚衰老。

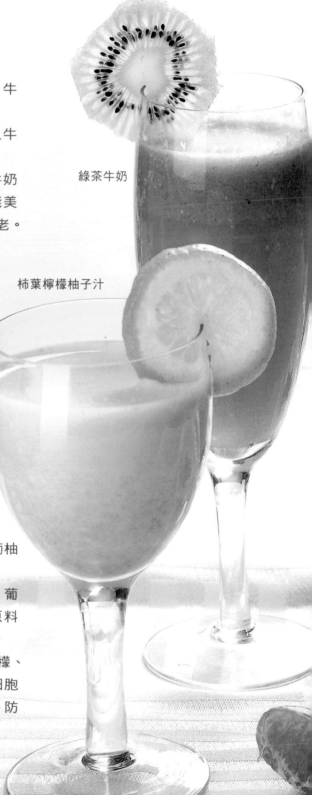

綠茶牛奶

柿葉檸檬柚子汁

喝完果汁做面膜
綠茶牛奶加入適量麵粉製成面膜，對肌膚有很好的美白效果，還能防治青春痘。

柿葉檸檬柚子汁

原料　嫩柿葉 6 片，檸檬半顆，葡萄柚半顆，蜂蜜適量。

做法　柿葉洗淨；檸檬洗淨，切塊；葡萄柚去皮，切塊。將所有原料放入榨汁機攪打即可。

功效　柿葉富含維他命 C，與檸檬、葡萄柚搭配榨汁，能提高細胞新陳代謝，使黑色素消失，防止細胞老化，減少皺紋。

奇異果桑葚牛奶

原料	桑葚 80 克，奇異果 1 顆，牛奶 150 毫升。
做法	桑葚洗淨；奇異果洗淨，去皮，切塊。將桑葚、奇異果放入榨汁機，加入牛奶攪打即可。
功效	奇異果富含維他命 C，有延緩衰老的作用，桑葚補血養顏。這款蔬果汁是美容抗衰老的佳品。

奇異果桑葚牛奶

橘子綜合蔬果汁

原料	橘子 1 顆，鳳梨 1/4 塊，番茄半顆，芹菜 1 根，檸檬汁、蜂蜜各適量。
做法	橘子去皮，掰成小塊；鳳梨去皮，切成小塊，浸泡鹽水 10 分鐘；芹菜切段。將所有原料放入榨汁機攪打即可。
功效	富含維他命 C，能淡化面部黑斑，預防皮膚老化，讓肌膚更加美白瑩透。

橘子綜合蔬果汁

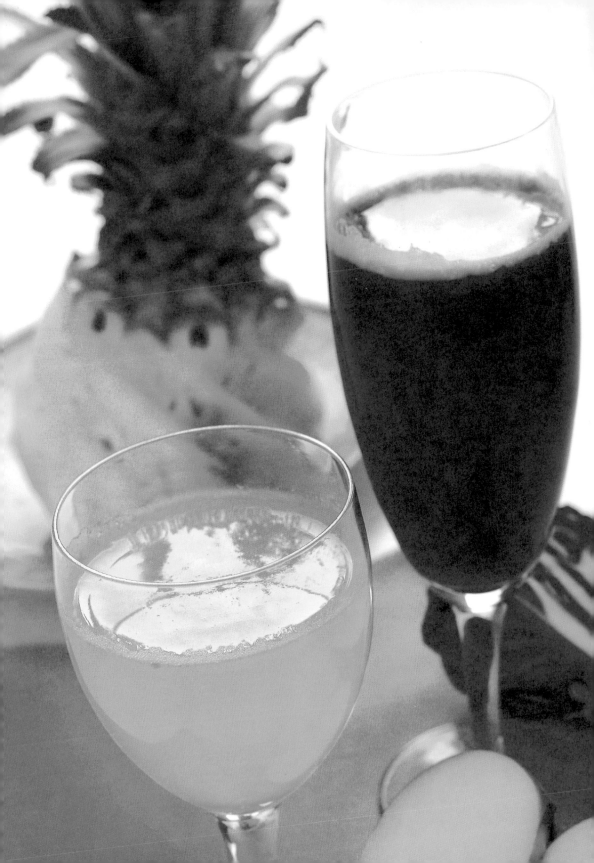

第四章

四季美味蔬果汁

現在人飲食大多不均衡,所以大多數都
是弱酸性體質。

體質的酸鹼性,取決於人體攝取酸鹼食
物的多寡,而食物的酸鹼性則取決於食
物所含的礦物質種類。

偏酸性的體質容易過敏,患高血壓、高
脂血症、糖尿病、心血管疾病等。對症
選擇蔬果汁,一天一杯,輕鬆喝出健康,
喝出活力。

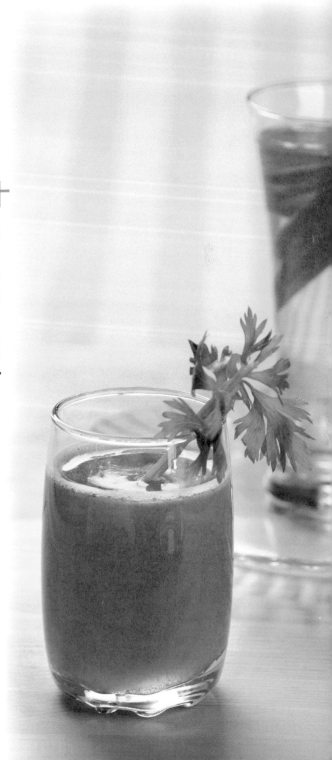

春季蔬果汁

　　春季天氣變暖，各種細菌、真菌開始滋生，人體的抵抗力變弱，容易感冒、過敏，所以防菌、保潔、抗過敏也變得特別重要。此時，應多吃新鮮蔬菜和水果。

　　小白菜、油菜、柿子椒、番茄等新鮮蔬菜及橘子、檸檬等水果，富含維他命C，具有抗病毒作用；芝麻、包心菜、花椰菜等富含維他命E，能提高身體免疫，增強抗病能力。用新鮮的蔬果榨汁飲用，在享受春天氣息的同時，也令人更加輕鬆愉快。

春季所需營養素

營養素	功效	蔬果
胡蘿蔔素	強化表皮細胞的防護功能，阻止病原體入侵。	芒果、哈密瓜、紅蘿蔔、南瓜。
蛋白質	補充體力。	芹菜葉、花椰菜、芒果、哈密瓜、酪梨。
維他命 C	增強抵抗力。	櫻桃、柿子、草莓、奇異果、橘子、綠花椰菜、番茄、小白菜、油菜。
維他命 B 群	促進細胞新陳代謝。	橘子、萵筍、油菜。
維他命 E	提高身體免疫力，增強抗病能力。	草莓、菠菜、花椰菜。

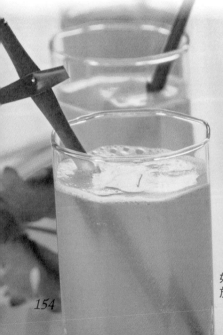

大蒜甜菜根芹菜汁

原料　紫皮蒜1瓣，甜菜根1個，芹菜1根，白開水半杯。

做法　大蒜剝皮，洗淨；紅蘿蔔、甜菜根洗淨，均切成2公分見方的小塊；芹菜洗淨，切碎。先加入半杯白開水，再將上述原料放入榨汁機榨汁。

功效　大蒜具有殺菌消毒的食療功效，春季常飲此蔬果汁，可以預防感冒，增強抵抗力。

如果覺得「生菜味」太重，可把整杯果汁放進微波爐加熱一會，會更容易入口。

紅蘿蔔花椰菜汁

原料 紅蘿蔔 1 根，花椰菜 50 克，蜂
蜜適量，白開水半杯。

做法 紅蘿蔔洗淨，切成小塊；花椰
菜洗淨，掰成小朵。將紅蘿蔔、
花椰菜加白開水放入榨汁機榨
汁，倒入杯中加適量蜂蜜即可。

功效 花椰菜具有很強的抗氧化性，
紅蘿蔔富含 β - 胡蘿蔔素，二
者搭配製成蔬果汁有美容瘦
身、提高免疫力、改善體質、防
癌的功效。

紅蘿蔔甜菜根汁

原料 紅蘿蔔半根，甜菜根半個，蕪
菁（大頭菜）半個，芹菜 1 根，
白開水半杯。

做法 蕪菁、甜菜根、紅蘿蔔、芹菜
分別洗淨；芹菜切碎，其他原
料分別切成 2 公分見方的小塊。
加入白開水，將上述原料放入
榨汁機榨汁。

功效 這道混合的「超級蔬果汁」富
含胡蘿蔔素、葉酸、鐵、果膠、
維他命 C、鈣、鎂、磷、鉀、錳
等多種營養元素，對排毒養
顏、提高免疫系統功能有輔助
作用。

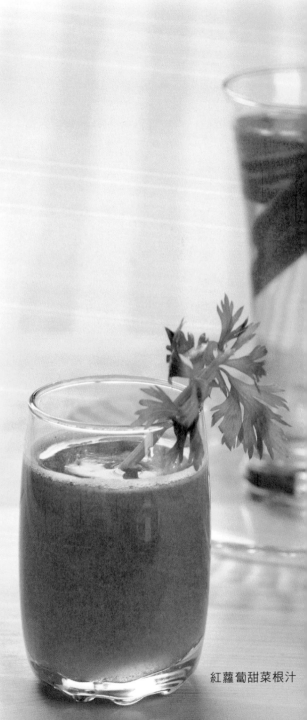

紅蘿蔔甜菜根汁

● ● ●

芒果優酪乳

原料　芒果 1 顆，優酪乳 100 毫升，蜂蜜適量，白開水半杯。

做法　芒果切半，去皮取肉，切成小塊。將芒果、優酪乳放入榨汁機，加白開水攪打，調入蜂蜜即可。

功效　芒果富含胡蘿蔔素，和優酪乳一起製成蔬果汁，既能美容護膚，又能提高人體免疫力，是春季不可多得的美味蔬果汁。

這款飲品有緩解眼睛疲勞，預防視力下降的功效。

哈密瓜草莓牛奶

原料　哈密瓜 1/4 顆，草莓 5 顆，牛奶 200 毫升。

做法　哈密瓜去皮，去瓤，切成小塊；草莓洗淨，去蒂，切成小塊。將哈密瓜、草莓放入榨汁機，加入牛奶攪打即可。

功效　哈密瓜含有胡蘿蔔素，草莓富含維他命 C，牛奶富含蛋白質、鈣、鐵、鋅等營養素。三者一起榨汁，營養美味，既能美白護膚，又能提高人體免疫力。

草莓對胃腸道和貧血有一定的滋補調理作用。

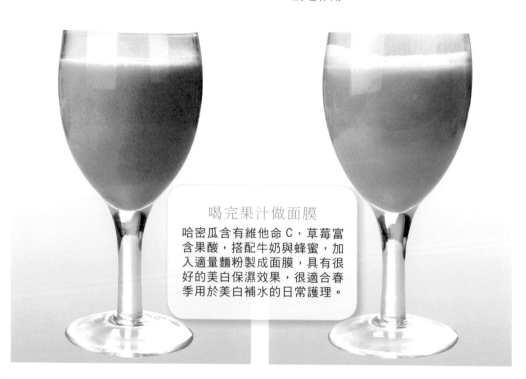

喝完果汁做面膜
哈密瓜含有維他命 C，草莓富含果酸，搭配牛奶與蜂蜜，加入適量麵粉製成面膜，具有很好的美白保濕效果，很適合春季用於美白補水的日常護理。

橘子紅蘿蔔汁

原料　橘子2顆，紅蘿蔔1根，蜂蜜適量，白開水1杯。

做法　紅蘿蔔洗淨，切成條；橘子去皮，去籽。將橘子、紅蘿蔔放入榨汁機，加白開水榨汁，調入蜂蜜即可。

功效　橘子含有豐富的維他命和有機酸，紅蘿蔔富含 β - 胡蘿蔔素，二者一起製成蔬果汁，可以促進人體新陳代謝，增強抵抗力，排毒養顏。

酪梨芒果汁

原料　酪梨半顆，芒果1顆，香蕉半根，白開水1杯。

做法　將所有水果去皮取肉，切小塊，和白開水一同放入榨汁機攪打即可。

功效　酪梨富含膳食纖維、植物蛋白等，芒果富含胡蘿蔔素，香蕉富含維他命C，三者一同榨汁，可美容護膚，預防疾病，身體瘦弱、抵抗力差的人可以時常飲用。

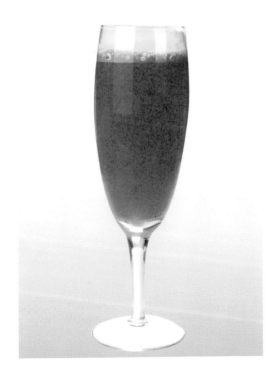
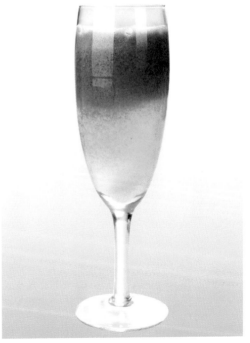

夏季蔬果汁

　　炎炎夏日，暑熱之氣容易使人亢奮，使陰液耗傷，讓人覺得口乾舌燥，煩悶不安。心不靜身體就會躁動，因此常喝蔬果汁，可以讓你心平氣和度炎夏！

夏季所需營養素

營養素	功效	蔬果
維他命 C	增強抵抗力。	西瓜、香瓜、蘋果、櫻桃、柳丁、草莓、奇異果、檸檬、番茄、小白菜、油菜。
維他命 B 群	促進細胞新陳代謝。	橘子、萵筍、油菜、苦瓜。
維他命 E	提高身體免疫，增強抗病能力。	桑葚、石榴、奇異果、草莓、菠菜、花椰菜。
膳食纖維	刺激腸胃蠕動，潤滑腸道。	蘋果、鳳梨、楊桃、芒果、玉米、芹菜、白菜、蘿蔔、紅薯。

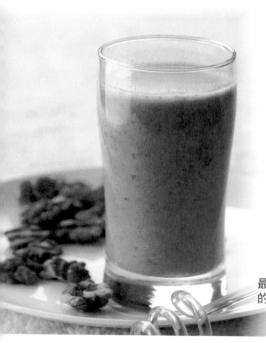

最後可以放入搗成碎粒
的核桃仁。

紅豆烏梅核桃汁

原料　紅豆 30 克，烏梅 5 顆，核桃仁 20 克。

做法　紅豆洗淨，加水 200 毫升左右煮至熟爛，放涼；與烏梅、核桃仁一起放入榨汁機中攪打成汁即可。

功效　清熱利濕，適合夏季飲用。同時，對小便黃赤、陰囊濕癢、肝經濕熱型早洩有輔助食療效果。

紅蘿蔔蘋果橙汁

原料 紅蘿蔔 1 根，蘋果半顆，柳丁 1
顆，白開水 1 杯。

做法 紅蘿蔔洗淨，切塊；蘋果洗
淨，去核，切小塊；柳丁去皮，
去籽，切小塊。將紅蘿蔔、蘋
果、柳丁放入榨汁機，加白開
水榨汁。

功效 夏季因天氣炎熱容易胃口不
佳，這款蔬果汁具有開胃功效，
還能補充多種維他命，消除體
內自由基，加強身體免疫力。

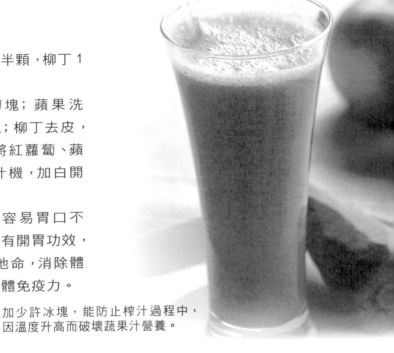

加少許冰塊，能防止榨汁過程中，
因溫度升高而破壞蔬果汁營養。

蘆薈香瓜橘子汁

原料 蘆薈 1/4 片，香瓜半顆，橘子 1
顆，白開水半杯。

做法 蘆薈洗淨，去皮；香瓜洗淨，去
皮，去籽；橘子去皮，去籽；分
別切成小塊放入榨汁機，加半
杯白開水榨汁。

功效 蘆薈中的多醣體是提高免疫
力、美容護膚的重要成分；橘
子的維他命 C 含量豐富，有提
高肝臟解毒功能的輔助作用；
香瓜消暑熱，解煩渴。

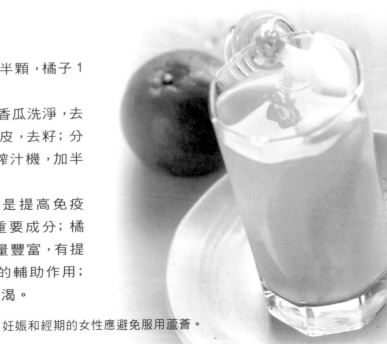

妊娠和經期的女性應避免服用蘆薈。

雪梨西瓜香瓜汁

原料 雪梨 1 顆，西瓜 1/4 顆，香瓜半顆，檸檬 2 片。

做法 雪梨、香瓜分別洗淨，梨去核，香瓜去籽，均切成小塊；西瓜用勺子掏出瓜瓤，檸檬片切碎。所有原料一起放入榨汁機中榨汁。

功效 西瓜有利尿功效，夏天飲用這款果汁不但能清熱排毒，還能讓肌膚保持水潤亮澤。

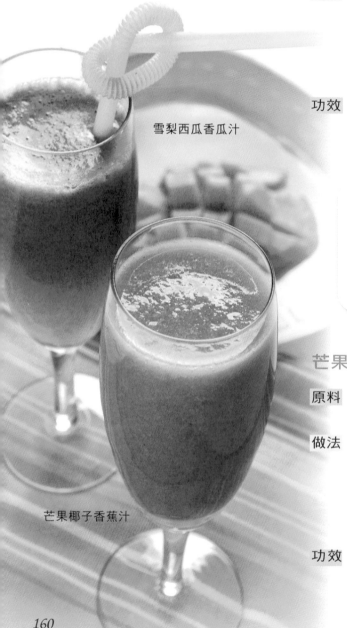

雪梨西瓜香瓜汁

芒果椰子香蕉汁

喝完果汁做面膜

芒果椰子香蕉汁含豐富蛋白質、維他命和礦物質，加麵粉製成面膜，可強力滋養肌膚，改善粗糙膚質，讓肌膚潤澤飽滿。

芒果椰子香蕉汁

原料 芒果 1 顆，椰子 1 顆，香蕉 1 根，牛奶適量。

做法 椰子切開，將汁水倒入榨汁機；芒果去皮，去核；香蕉去皮，切成 2 公分見方的小塊。將芒果、香蕉放入榨汁機，可依個人喜好，加入適量牛奶一起攪打。

功效 清涼爽口、防暑除煩，對夏日不思飲食、心煩難眠者尤為適宜。

苦瓜紅蘿蔔牛蒡汁

原料　苦瓜半根，紅蘿蔔半根，牛蒡
　　　半根，檸檬1片，白開水半杯。

做法　苦瓜洗淨，去籽；牛蒡削去外
　　　皮，洗淨；紅蘿蔔洗淨；檸檬去
　　　皮；均切成小塊放入榨汁機中，
　　　加半杯白開水後榨汁。

功效　苦瓜含豐富的苦瓜鹼、維他命
　　　B群和維他命C，有解熱降肝
　　　火的食療作用，對便秘、夏季
　　　的痱疹和燥熱性瘡毒也有效。

苦瓜紅蘿蔔牛蒡汁

香瓜檸檬汁

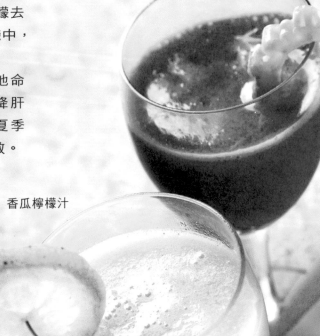

香瓜檸檬汁

原料　香瓜1顆，檸檬半顆，蜂蜜適量，
　　　白開水半杯。

做法　將香瓜、檸檬分別去皮，去籽，
　　　切成小塊，和白開水一同倒入
　　　榨汁機攪打，再調入蜂蜜即可。

功效　香甜可口的香瓜檸檬汁，不管
　　　是飯前開胃還是飯後消化，都
　　　非常適合，還能美白潤膚。

秋季蔬果汁

　　從驕陽似火、酷熱難耐的盛夏，走進秋高氣爽的秋季，氣候乾燥，氣溫變化不定，冷暖交替，身體還處於適應階段，也是疾病乘虛而入的時候，因此在飲食上應該特別注意。應以養陰清熱、潤燥止渴、清心安神的食品為主，可多吃一些芝麻、蜂蜜、銀耳、乳製品等滋潤食物。另外，每天 1 杯蔬果汁，補充營養，增強身體抵抗力。

秋天所需營養素

營養素	功效	蔬果
胡蘿蔔素	阻止病原體入侵。	芒果、哈密瓜、紅蘿蔔、南瓜。
蛋白質	補充體力。	芒果、哈密瓜、酪梨、草莓。
維他命 C	增強抵抗力。	櫻桃、柚子、奇異果、柿子、柳丁、蘋果、香蕉、綠花椰菜、番茄、白蘿蔔、蓮藕。
維他命 A	增強呼吸系統黏膜功能，提高免疫力，預防感冒。	紅蘿蔔、甜菜、南瓜、紅薯。
維他命 B 群	促進細胞新陳代謝。	梨、橘子、萵筍、油菜、小白菜。

將番茄切開，擦在有雀斑處，能使雀斑逐漸淡化。

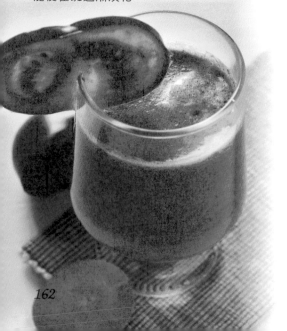

紅蘿蔔番茄汁

原料　紅蘿蔔1根，番茄2顆，檸檬汁、蜂蜜各適量。

做法　紅蘿蔔洗淨、切塊；番茄去蒂、洗淨，切塊。將紅蘿蔔、番茄放入榨汁機，加入檸檬汁攪打，調入蜂蜜即可。

功效　秋天的紅蘿蔔營養價值最高。喝這款蔬果汁，能增強人體抵抗力、預防疾病，對防治雀斑有較好的作用，能使皮膚白嫩，淡化黑斑。

小白菜蘋果汁

原料　小白菜100克，蘋果半顆，檸檬
　　　汁、生薑汁各適量。

做法　小白菜洗淨、切段；蘋果洗淨、
　　　去核、切塊。將所有原料放入
　　　榨汁機攪打即可。

功效　小白菜富含維他命 A、維他命
　　　C、維他命 B 群、鈣、鉀、硒等，
　　　和蘋果榨汁，有利於預防心血
　　　管疾病，降低患癌的危險性，
　　　並能促進腸子蠕動，保持大便
　　　通暢，排毒養顏。

如果不喜歡小白菜和薑的味道，
可多加一些蘋果。

蜜柑芹菜蘋果汁

原料　蜜柑2顆，芹菜5克，蘋果半顆，
　　　檸檬半顆，蜂蜜適量，白開水
　　　半杯。

做法　蜜柑去皮；芹菜洗淨，切段；
　　　蘋果、檸檬分別洗淨，切成小
　　　塊。將所有原料放入榨汁機攪
　　　打即可。

功效　秋季天氣轉涼，易患感冒。這
　　　款蔬果汁富含維他命 C 和 β-
　　　胡蘿蔔素，可有效防治感冒。

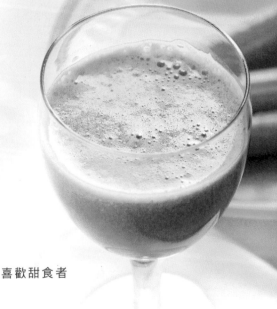

蜜柑較甜，不喜歡甜食者
可不加蜂蜜。

橘子蘋果汁

原料　橘子2顆，蘋果1顆，蜂蜜適量，白開水半杯。

做法　橘子去皮；蘋果洗淨，去核、切塊。將橘子、蘋果放入榨汁機，加白開水攪打，調入蜂蜜即可。

功效　橘子有生津止咳、潤肺化痰、醒酒利尿等功效，榨汁飲用，對肺熱咳嗽尤佳。

梨汁

原料　梨2顆，蜂蜜適量，白開水半杯。

做法　梨去皮、去核，切塊，放入榨汁機，加白開水攪打，再調入蜂蜜即可。

功效　梨肉香甜多汁，有清熱解毒、潤肺生津、止咳化痰等功效，對肺熱咳嗽、痲疹及老年咳嗽、支氣管炎等症有較好的治療效果。

梨汁

橘子蘋果汁

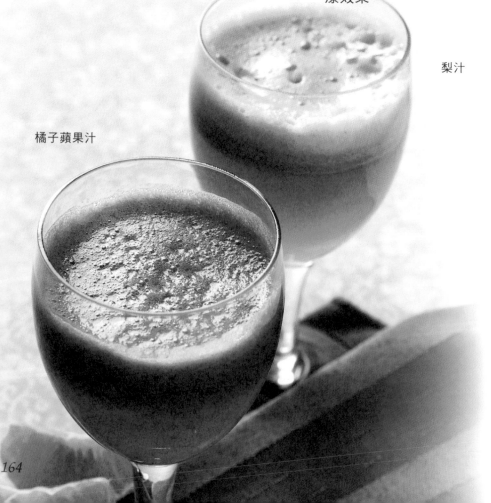

南瓜橘子牛奶

原料　南瓜50克，紅蘿蔔1根，橘子1顆，鮮奶200毫升。

做法　南瓜去皮，去籽，切成小塊，蒸熟；紅蘿蔔洗淨，切塊；橘子去皮。將所有原料放入榨汁機攪打即可。

功效　秋季乾燥，喝這款蔬果汁能保護皮膚組織，預防感冒，還有美白的功效。

蜂蜜柚子梨汁

原料　柚子2瓣，梨1顆，蜂蜜適量。

做法　柚子去皮，去籽，切塊；梨洗淨，去皮，去核，切塊。將柚子、梨放入榨汁機攪打，調入蜂蜜即可。

功效　滋潤肌膚，潤肺解酒，降低人體內的膽固醇含量，尤其適合高血壓患者飲用。

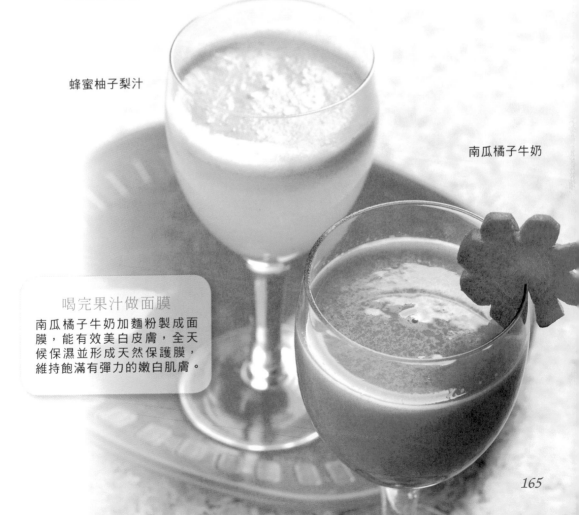

蜂蜜柚子梨汁

南瓜橘子牛奶

喝完果汁做面膜
南瓜橘子牛奶加麵粉製成面膜，能有效美白皮膚，全天候保濕並形成天然保護膜，維持飽滿有彈力的嫩白肌膚。

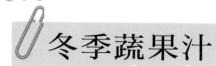

冬季蔬果汁

　　寒冬來臨，氣溫降低，日短夜長，身體活動量相對減少，食慾卻增加。在我們用飲食增加熱量抵禦寒冷之餘，也不要僅僅為了滿足口腹之欲，而忽視了對身體的調理和保養。每天 1 杯蔬果汁，讓你健康、滋潤一整個冬天。

秋天所需營養素

營養素	功效	蔬果
胡蘿蔔素	阻止病原體入侵。	芒果、哈密瓜、紅蘿蔔、南瓜。
蛋白質	補充體力。	酪梨、芒果、哈密瓜。
維他命 C	增強抵抗力。	蘋果、葡萄、香蕉、芹菜、紅棗、白菜。
維他命 E	消除體內自由基，防止細胞老化。	香蕉、橘子、柳丁、番茄、黃瓜。
維他命 B 群	促進細胞新陳代謝。	橘子、萵筍、油菜。
維他命 A	增強呼吸系統黏膜功能，提高免疫力，預防感冒。	紅蘿蔔、甜菜、南瓜、白瓜。

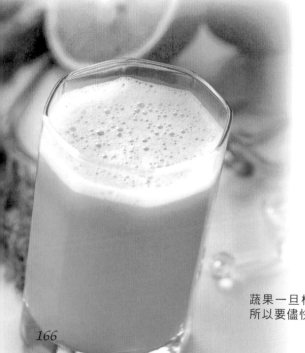

茴香甜橙薑汁

原料　柳丁 1 顆，薑 1 小塊，茴香莖 1/4 棵，白開水半杯。

做法　將柳丁、薑、茴香均洗淨；柳丁去皮、去籽，和姜切成小塊，茴香莖切段，放入榨汁機中，加入半杯白開水榨汁。

功效　溫經散寒，養血消淤。薑、茴香均味辛性溫，散寒，理氣。這款蔬果汁對預防和治療子宮肌瘤有一定的輔助效果。

蔬果一旦榨汁養分很容易變質，所以要儘快喝完。

哈密瓜黃瓜荸薺汁

原料　哈密瓜 1/4 顆，黃瓜 1 根，荸薺
　　　3 顆。

做法　哈密瓜去皮，去瓤；黃瓜洗淨，
　　　切塊；荸薺洗淨，去皮。將所
　　　有原料放入榨汁機攪打即可。

功效　哈密瓜含鐵量很高，能促進人
　　　體造血機能，是對女性很好的
　　　滋補水果。

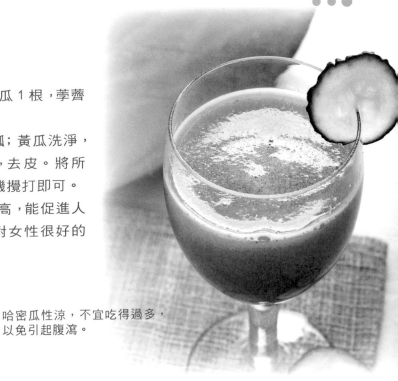

哈密瓜性涼，不宜吃得過多，
以免引起腹瀉。

桂圓蘆薈汁

原料　桂圓 80 克，蘆薈 100 克，冰糖
　　　適量，開水 1 杯。

做法　桂圓去皮，去核；蘆薈洗淨，去
　　　皮。將桂圓、蘆薈放入榨汁機，
　　　加開水榨汁，放入冰糖即可。

功效　消腫止癢，滋潤肌膚，防止皺
　　　紋產生，還有補血功效，即使
　　　是冬天也能臉色紅潤有光澤。

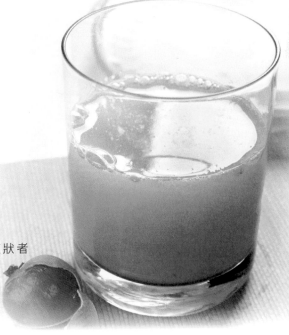

有上火發炎症狀者
不宜飲用。

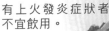

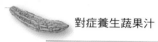

南瓜紅棗汁

南瓜桂皮豆漿

蘋果白菜檸檬汁

雪梨蓮藕汁

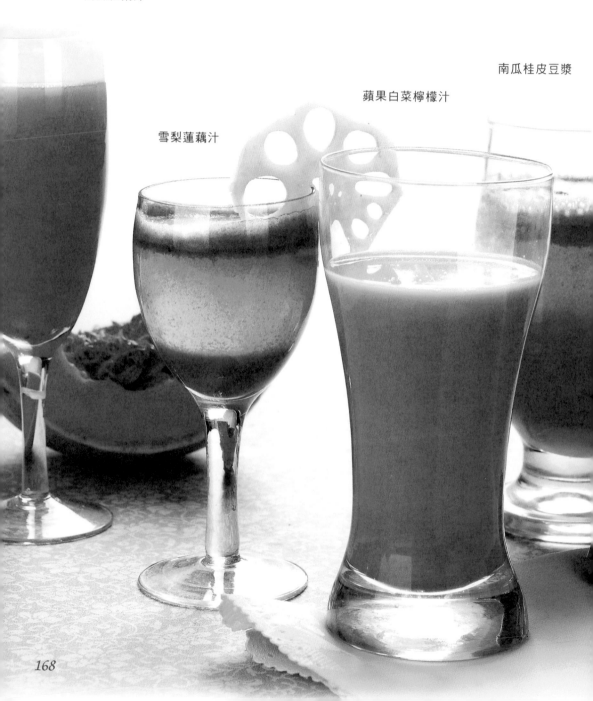

南瓜紅棗汁

原料　南瓜 300 克，紅棗 15 顆，白開水適量。

做法　南瓜去皮，去籽，切成小塊，蒸熟；紅棗洗淨，去核。將所有原料放入榨汁機攪打即可。

功效　紅棗的維他命含量高，南瓜含豐富膳食纖維，一起榨汁，具有潤腸益肝、促進消化的作用。

南瓜桂皮豆漿

原料　南瓜 100 克，桂皮粉少許，熱豆漿 1 杯。

做法　南瓜去皮，去籽，切成小塊，蒸熟。將南瓜、桂皮粉、熱豆漿放入榨汁機攪打即可。

功效　桂皮可以發汗，促進血液循環。在冬季喝一杯暖暖的南瓜桂皮豆漿，能驅走身體寒冷。

雪梨蓮藕汁

原料　雪梨 1 顆，蓮藕 200 克，冰糖適量，白開水半杯。

做法　蓮藕去皮，洗淨，切塊；雪梨去皮，去核，切塊。將雪梨、蓮藕放入榨汁機中，加白開水攪打，再加入冰糖攪勻即可。

功效　蓮藕有清熱生津、涼血散淤的功效，雪梨具有生津潤燥、清熱化痰的功效。冬季乾燥，體內容易缺水、上火，這款蔬果汁具有潤肺生津、健脾開胃、除煩解毒、降火利尿的功效。

蘋果白菜檸檬汁

原料　蘋果 1 顆，白菜 100 克，檸檬 1 顆，蜂蜜適量。

做法　蘋果、檸檬分別洗淨，蘋果去核，切塊；白菜洗淨，切段。將蘋果、白菜、檸檬放入榨汁機攪打，調入蜂蜜即可。

功效　富含膳食纖維、維他命，能補充人體水分，促進排便，還有美白嫩膚的功效。

附錄　黃豆豆漿味道好

　　黃豆味甘、性平，為「豆中之王」。它有 40% 左右的蛋白質，有「植物肉」及「綠色乳牛」之譽。春秋飲豆漿，滋陰潤燥，調和陰陽；夏飲豆漿，消熱防暑，生津解渴；冬飲豆漿，袪寒暖胃，滋養進補。

　　每天 1 杯豆漿，給身體「充電」，對身體健康、延緩衰老有明顯好處。

純黃豆豆漿

原料　黃豆 80 克，水 1,000 毫升。

做法　將黃豆浸泡 6 ～ 10 小時，備用；將泡好的黃豆裝入豆漿機網罩中，往杯體內加入清水，啟動豆漿機即可。

功效　補虛、清熱化痰、通淋、利大便、降血壓、增乳汁。

花生豆奶

原料　黃豆、花生各 50 克，牛奶 200 毫升，水 1,200 毫升。

做法　將浸泡過的黃豆、花生放入豆漿濾網，水和牛奶放入豆漿壺內，啟動豆漿機即可。

功效　潤膚，益肺氣、補虛。

紅棗枸杞豆漿

原料　黃豆 50 克，去核紅棗 5 顆，枸杞 10 克，水 1,200 毫升。

做法　將黃豆用水浸泡半天，放入榨汁機中榨汁，然後用水煮開，將煮開的豆漿和紅棗、枸杞合而榨汁即成。

功效　有補虛益氣、安神補腎、改善心肌營養、增強人體免疫功能的食療作用。

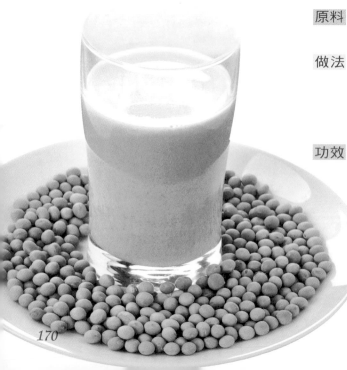

浸泡過的黃豆比乾豆出漿多，也不容易損壞機器。

枸杞豆漿

原料　黃豆60克，枸杞10克，水1,200毫升。

做法　將黃豆浸泡6～8小時，將泡好的黃豆和枸杞裝入豆漿機網罩內，杯體內加入清水，啟動豆漿機即可。

功效　滋補肝腎、益精明目、增強免疫能力。

豆漿紅蘿蔔汁

原料　黃豆50克，紅蘿蔔1根，水1,000毫升。

做法　紅蘿蔔洗淨，切小塊；將黃豆浸泡6～8小時。將泡好的黃豆和紅蘿蔔裝入豆漿機網罩內，杯體內加入清水，啟動豆漿機即可。

功效　明目，防治心腦血管疾病。

益智豆漿

原料　黃豆50克，核桃仁10克，黑芝麻5克，水1,200毫升。

做法　將黃豆浸泡6～8小時，將泡好的黃豆與核桃仁、黑芝麻一起裝入豆漿機網罩中，杯體內加入水，啟動豆漿機即可。

功效　益智健腦。

蓮藕豆漿

原料　蓮藕1節，黃豆50克，水1,200毫升。

做法　蓮藕洗淨，去皮，切成小塊；黃豆浸泡6～8小時。將蓮藕、黃豆放入豆漿機網罩中，杯體內加入水，啟動豆漿機即可。

功效　蓮藕富含澱粉、蛋白質、維他命C和維他命B1，以及鈣、磷、鐵等礦物質，搭配黃豆製成豆漿，是很好的早餐飲料，能夠清熱潤肺。

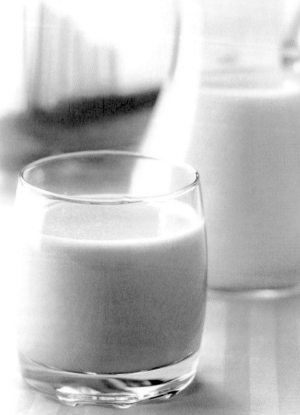

喝完豆漿，也應吃點豆渣，可以降低一些癌病的發生率。

蔬果汁索引

健康 JUICY 百分百：對症養生蔬果汁

作　　者：李寧
發 行 人：林敬彬
主　　編：楊安瑜
責任編輯：黃谷光
內頁編排：陳俐卉（陳俐卉個人工作室）
封面設計：彭子馨（Lammy Design）

出　　版：大都會文化事業有限公司
發　　行：大都會文化事業有限公司
　　　　　11051 台北市信義區基隆路一段 432 號 4 樓之 9
　　　　　讀者服務專線：（02）27235216
　　　　　讀者服務傳真：（02）27235220
　　　　　電子郵件信箱：metro@ms21.hinet.net
　　　　　網　　　　址：www.metrobook.com.tw
郵政劃撥：14050529 大都會文化事業有限公司
出版日期：2014 年 06 月初版一刷
定　　價：320 元
I S B N：978-986-5719-18-0
書　　號：i-cook-06

© 2011 李寧 主編 · 漢竹 編著
本書由江蘇科學技術出版社 / 鳳凰漢竹授權繁體字版之出版發行。

 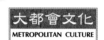

國家圖書館出版品預行編目 (CIP) 資料

健康 JUICY 百分百：對症養生蔬果汁 / 李寧 主編
-- 初版 .-- 臺北市：大都會文化，2014.06
176 面；17×23 公分 -
ISBN 978-986-5719-18-0（平裝）

1. 食療 2. 果菜汁 3. 養生
418.915　　　　　　　　　　　　103009578

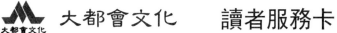

大都會文化　讀者服務卡

書名： **健康JUICY百分百：對症養生蔬果汁**

謝謝您選擇了這本書！期待您的支持與建議，讓我們能有更多聯繫與互動的機會。

日後您將可不定期收到本公司的新書資訊及特惠活動訊息。

A. 您在何時購得本書：_____年_____月_____日

B. 您在何處購得本書：_____書店，位於_____（市、縣）

C. 您從哪裡得知本書的消息：

　　1.□書店　　　　　2.□報章雜誌　　3.□電台活動　　4.□網路資訊

　　5.□書籤宣傳品等　6.□親友介紹　　7.□書評　　　　8.□其他

D. 您購買本書的動機：（可複選）

　　1.□對主題或內容感興趣　　2.□工作需要　　3.□生活需要

　　4.□內容為流行熱門話題　　5.□自我進修　　6.□其他

E. 您最喜歡本書的：（可複選）

　　1.□內容題材　2.□字體大小　3.□翻譯文筆　4.□封面　5.□編排方式　6.□其他

F. 您認為本書的封面：1.□非常出色　2.□普通　3.□毫不起眼　4.□其他

G. 您認為本書的編排：1.□非常出色　2.□普通　3.□毫不起眼　4.□其他

H. 您通常以哪些方式購書：　（可複選）

　　1.□逛書店　2.□書展　3.□劃撥郵購　4.□團體訂購　5.□網路購書　6.□其他

I. 您希望我們出版哪類書籍：（可複選）

　　1.□旅遊　　　　2.□流行文化　3.□生活休閒　4.□美容保養　5.□散文小品

　　6.□科學新知　7.□藝術音樂　8.□致富理財　9.□工商企管　10.□科幻推理

　　11.□史地類　12.□勵志傳記　13.□電影小說　14.□語言學習（____語）

　　15.□幽默諧趣　16.□其他

J. 您對本書（系）的建議：

_____

K. 您對本出版社的建議：

_____

讀者小檔案

姓名：_____　性別：□男　□女　生日：____年____月____日

年齡：1.□20歲以下　2.□21—30歲　3.□31—50歲　4.□51歲以上

職業：1.□學生　2.□軍公教　3.□大眾傳播　4.□服務業　5.□金融業　6.□製造業

　　　7.□資訊業　8.□自由業　9.□家管　10.□退休　11.□其他

學歷：□國小或以下　□國中　□高中／高職　□大學／大專　□研究所以上

通訊地址：_____

電話：（H）_____（O）_____傳真：_____

行動電話：_____　Email：_____

◎ 謝謝您購買本書，歡迎您上大都會文化網站（www.metrobook.com.tw）登錄會員，或

　 至 Facebook（www.facebook.com/metrobook2）為我們按個讚，您將不定期收到最新

　 的圖書訊息與電子報。

廣 告 回 函
北 區 郵 政 管 理 局
登記證北台字第9125號
免 貼 郵 票

大都會文化事業有限公司

讀 者 服 務 部 　　收

11051台北市基隆路一段432號4樓之9

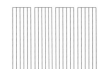

寄回這張服務卡〔免貼郵票〕
您可以：
◎不定期收到最新出版訊息
◎參加各項回饋優惠活動

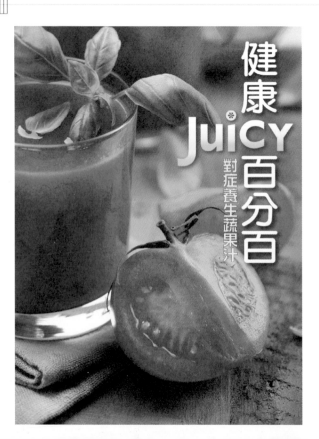